Sven Rohark

Leitlinie der Alternativen Krebsbehandlung

Leitlinie der Alternativen Krebsbehandlung

Mit Informationen zu Asthma, Colitis ulcerosa, Migräne, Morbus Crohn, Multiple Sklerose .... und deren Alternative Heilmethoden

Wichtiger Hinweis:

Der Verfasser versucht in diesem Buch so wissenschaftlich fundiert wie derzeit möglich einen Blickwinkel auf ein Thema zu geben, welches wissenschaftlich wenig erforscht ist. Wenig erforscht heißt, es sind derzeit keine sicheren Aussagen zur Wirkung oder Nichtwirkung möglich.
Zum Inhalt des Buches wird vom Verlag keine Gewähr übernommen. Jeder Benutzer ist angehalten, nach Konsultation eines Spezialisten und unter Berücksichtigung von eventuellen Interessenkonflikten (siehe Kapitel „Der Interessenkonflikt in der Medizin") festzustellen, ob die gegebenen Empfehlungen für ihn in Frage kommen. Eine solche Prüfung ist besonders wichtig bei Empfehlungen wo wenige oder gar keine klinischen Daten vorhanden sind. Jede Anwendung erfolgt auf eigene Gefahr des Benutzers und wird nur unter medizinischer Beobachtung empfohlen. Verfasser und Verlag appellieren an jeden Leser, ihm Ungenauigkeiten im Buchinhalt mitzuteilen.

Mailadresse des Verfassers:
svenrohark@yahoo.de
Kennwort: Leitlinie

HEIN-VERLAG

ISBN 978-3-944828-23-7
1. Auflage, 2017

Döbelner Str. 11
04749 Ostrau
www.hein-verlag.de

Druck: HP Print s.r.o.

Die Wissenschaft dachte einst,
die Erde sei eine flache, starre Scheibe,
aber sie ist rund und dreht sich doch.

Vielen Dank an Frau Dr. B. Hiller
vom Deutschen Krebsforschungszentrum,
dass sie mich inspirierte, diese
Alternative Leitlinie
zu schreiben.

Inhaltsverzeichnis

Einleitung

Seit vielen Jahren steht die Überlegung im Raum, inwieweit die Ernährung bei der Krebserkrankung mitwirkt. Im März 2016 veröffentlichten Wissenschaftler hierzu eine interessante **Langzeitstudie**, welche eindeutige Zusammenhänge belegt. Je ballaststoffreicher die Ernährung, desto geringer das Brustkrebsrisiko (Farvid et al. 2016).

Schaut man sich einmal die Vergangenheit von Krebs an, liegt der Verdacht nah, dass es hier einen Ernährungszusammenhang geben könnte. Erhöht sich das Krebsrisiko, je reicher und wohlhabender die Menschen werden? Nicht nur die Mutter des Sonnenkönigs Ludwig XIV hatte Krebs. Die Geschichte von Krebs begann anscheinend bei den ersten Zivilisationsmenschen, den reicheren Ägyptern und Griechen. Weil sie sich eine üppigere, abwechslungsreiche, stärker verarbeitete Nahrung leisten konnten?

Ein paar Gedanken **zum ersten Krebskontakt der Menschheit**
„Hätte es schon Illustrierte gegeben, wäre die Perserkönigin Atossa, Gemahlin Darius' I., vermutlich zum Liebling des Boulevards geworden. Sie war attraktiv (Atossa: »die mit den schönen Rundungen«). Sie war reich: Ihr Clan regierte in einem goldenen Palast ein Imperium, das sich von Bulgarien bis Indien erstreckte. Und sie war bedauernswert, denn in ihrer Brust wuchs ein Knoten, der ihr Angst machte. Sie verbarg das Geschwür, bis es nicht mehr zu verbergen war. Es begann zu bluten und zu nässen.
Im 5. Jahrhundert vor Christus gab es noch keine Reporter, aber den griechischen Geschichtsschreiber Herodot. Er hielt das Schicksal der Königin fest. So wurde Atossa die erste namentlich bekannte Krebspatientin der Welt. Erfreulicher- und überraschenderweise fand die royale Krankengeschichte sogar ein glückliches Ende: In ihrer Not wandte sich Atossa an den medizinkundigen Sklaven Demokedes, und der habe sie, so berichtet Herodot, »durch seine Behandlung gesund gemacht«.
Auch das wäre eine Premiere. Denn das Leiden an sich war zu dieser Zeit schon gut zwei Jahrtausende bekannt – aber man hielt es für unheilbar. So listet der ägyptische Universalgelehrte Imhotep 2625

vor Christus in einer medizinischen Abhandlung insgesamt 48 Gebrechen nebst Therapien auf. Vom Hautabszess bis zum Schädelbruch – alles ist in dem Papyrus ausführlich beschrieben. Nur bei Fall 45, den »aus der Brust hervorquellenden Massen«, wird der Gelehrte wortkarg. Zur Therapie heißt es knapp: »Es gibt keine.«

Nachdem Atossas Fall aktenkundig geworden war, bezweifelten viele, dass tatsächlich ein Arzt die monströse Krankheit besiegt haben sollte. Und diese Zweifel keimen bis heute wieder auf, wenn ein neues Mittel erst große Hoffnungen weckt und am Ende doch enttäuscht. Zwar gilt gerade der Brustkrebs im Vergleich zu anderen Tumorarten als relativ gut therapierbar, wie Mathias Warm, Chefarzt am Brustzentrum Köln-Holweide, bestätigt. Inzwischen überleben gut 80 Prozent der Patientinnen die ersten fünf Jahre nach der Diagnose – allerdings streut die Krankheit oft und befällt dann andere Organe.

Wir wissen nicht, wie es Atossa wirklich erging. Altertumskundler halten Herodot für eine wenig objektive Quelle. Josef Wiesehöfer von der Universität Kiel zum Beispiel glaubt, dass der Grieche die Geschichte vor allem deshalb aufgeschrieben habe, um den Sklaven Demokedes, der ebenfalls Grieche war, »ins rechte Licht zu rücken«. Tatsächlich weist Herodots Bericht viele Lücken auf. So teilt er uns nicht mit, worin die Behandlung bestand, nicht, wie lange Atossa überlebte, und erst recht nicht, woran sie schließlich 475 vor Christus im Alter von 75 Jahren starb. Im Grunde können wir nicht einmal sicher sein, ob die Königin wirklich an Krebs litt.

Bleibt die Tatsache, dass die Krankheit just in der Zeit des Herodot ins Bewusstsein der Menschen rückte. Zentrum der Forschung war eine Insel dicht vor der Küste Kleinasiens: Kos. Ob die frühe Verehrung des Heilgotts Asklepios den Forscherfleiß auf dem Eiland förderte oder ob es einfach am Ausnahmetalent des dort geborenen Arztes Hippokrates lag – in jedem Fall sollte Hippokrates von Kos (460 bis 370 vor Christus) die Medizin für Jahrhunderte prägen.

Mit seinen Schülern untersuchte er Geschwüre in verschiedensten Organen. An der weiblichen Brust ließ sich die Krankheit besonders anschaulich studieren. Die Ärzte beobachteten Tumoren, die sich ins Fleisch eingegraben hatten wie Krabben im Sand, Panzer aus weißem, schlecht durchblutetem Gewebe. Karkinos nannten sie das, was sie da sahen, und gaben dem Leiden damit den Namen, den es heute in fast allen Sprachen trägt: Krebs.

Den Terminus karkinoma, Karzinom, reservierten die griechischen Gelehrten für besonders schwere Verlaufsformen der Krankheit. Die Unterscheidung, was gut- und was bösartig war, fiel ihnen allerdings noch schwer. Letzte Klarheit brachte oft erst, bitter genug, der Tod des Patienten.

Natürlich gab es damals schon die ersten Therapieversuche. In den Schriften der Medizinerschule finden sich Anleitungen, wie man Spülungen für Patientinnen mit Brust- und Gebärmutterkrebs zubereitet und Geschwüre im Schlund entfernt. Bei der Behandlung von Tumoren, die sich im Körper fortpflanzen, riet Hippokrates aber zur Abstinenz. Diese Geschwüre lasse man als Arzt »am besten unbehandelt, weil die Patienten so länger leben«."(Hoffritz 2010).

Im Buch „Der König aller Krankheiten: Krebs – eine Biografie" von Dr. Siddhartha Mukherjee erklärt der Onkologe, dass Krebs eine altersbedingte Krankheit sei. In der ganzen **Menschheitsgeschichte**, so Mukherjee, gibt es **praktisch keinerlei Krebsanzeichen**. *„Das hat mehrere Gründe. Krebs ist eine altersbedingte Krankheit, manchmal auf exponentielle Weise. Das Brustkrebsrisiko zum Beispiel beträgt bei einer dreissigjährigen Frau ungefähr 1 zu 400, bei einer siebzigjährigen bereits 1 zu 9. In den meisten antiken Gesellschaften lebten die Menschen einfach nicht lang genug um an Krebs zu erkranken, ... Nicht die Zivilisation führte zur Verbreitung von Krebs, sondern die steigende Lebenserwartung"* (Mukherjee 2012, S. 73).

Es stellt sich die Frage, ob diese Aussage von Mukherjee tatsächlich der Wirklichkeit entspricht. Wenn jede vierhunderste Frau im Alter von 30 Jahren Brustkrebs bekommen würde, müsste man dafür historische Belege finden. 30 Jahre alt sind Frauen seit Anbeginn der Menschheit geworden, beziehungsweise – so scheint es beispielsweise aus Aufzeichnungen von Klosterbüchern hervorzugehen – sind die Nonnen und Mönche früher genauso alt geworden wie heute, auch über 80 Jahre (Sachers 2015).

Weston Andrew Price (1870-1948), Zahnarzt und Ernährungswissenschaftler, hat bei seiner Weltreise von 1929 bis 1937 die Zahngesundheit von Naturvölkern ohne Zivilisationskontakt sehr genau dokumentiert, auch alte Menschen getroffen und fotografiert. Aus dem umfangreichen Werk geht hervor, dass er ein sehr genauer Beobachter war und sich für eine Vielzahl von Erkrankungen interessierte. Price beobachtete einen klaren Zusammenhang zwischen Karies und Ernährung. Bei ursprünglicher, traditioneller, einfacher Ernährung sah Price, dass die Menschen ohne Zahnpflege bis ins hohe Alter kariesfrei, gesund und leistungsfähig waren. Setzte eine vielfältigere, abwechslungsreiche, stärker verarbeitete Ernährung ein, beobachtete Price das Auftreten von Karies, Tuberkulose, Krebs und anderen Leiden (Price 1939).

In einer langwierigen Arbeit wurden alle prägnanten Textstellen, in denen Price Beobachtungen über diesen Zusammenhang beschreibt, herausgearbeitet und übersetzt. Diese wurden in einem weiteren Buch im Kapitel „Zähne, Infektionskrankheiten, Hauterkrankungen und Krebs" veröffentlicht (Rohark 2014).

Dr. Reinhold Köhler *„Die Krebs- und Scheinkrebsarten des Menschen"*, von 1853. Mediziner beschreiben wie häufig oder selten Krebs vor 1850 beobachtet wurde, zu einer Zeit, als die Ernährung weltweit, vor allem bei Naturvölkern, noch sehr ursprünglich war.

„Unter allen Erdtheilen scheint in Europa der Krebs am häufigsten. In London stirbt ungefähr 0,02, in Paris aber 0,78 Procent der Bevölkerung an Krebs. In Asien sind Krebse viel seltener. Unter 4080 männlichen Kranken in den Krankenhäusern zu Kalkutta, der Summe für einen 3jährigen Zeitraum, litten nur 3 unter 701 weiblichen Kranken, nach einer zweijährigen Beobachtung, nur 2 an Krebs; bei beiden war die Gebärmutter befallen. Unter den Hindu überhaupt ist Skirrh und Markschwamm (undifferenziertes und bösartiges Krebswachstum, Rundzellensarkom – der Verfasser) *selten, häufiger dagegen bei den Chinesen, deren Abbildungen dieselbe Zerstörungen des Krebsgeschwürs darstellen, wie sie uns bekannt sind. – Die* ***große Seltenheit des Krebses*** *in Aegypten, bei beiden Geschlechtern, bezeugt Clot-Bey; Hamon sah denselben trotz eines vieljährigen Aufenthalts daselbst nie bei den eingeborenen Frauen, sehr selten bei den Türkinnen. Eine ähnliche Immunität kommt nach Bar und Pouzin den Arabern Nordafrika's und den Völkern am Senegal zu gute. – Für das tropische Amerika steht die Seltenheit des Krebses fest. In den Vereinigten Staaten Nordamerika's ist er um Vieles seltener als in Mitteleuropa; so starben in New York 1842 bei einer (weißen) Bevölkerung von 148.294 männlichen und 161.179 weiblichen Individuen 9 Männer, 17 Weiber, überdies Eine Schwarze; das Verhältnis zur Gesammtmortalität stellt sich wie 1 : 370. Im Staate*

Massachusetts mit einer Bevölkerung von 737.326 Seelen starben 1841 98 Individuen an Krebs, also auf 1 Millionen Lebender 133. Hängen diese Verschiedenheiten mit dem Klima oder mit dem Kulturzustande zusammen und wenn das Letzte angenommen werden wollte, ist der Krebs also eine Zivilisationskrankheit?" (Köhler 1853, S. 153 in Originalschreibweise zitiert).

Die Leitlinie „Klinische Ernährung in der Onkologie“ neutral geprüft

Es werden in dieser Klinischen Leitlinie (Arends 2015) insgesamt 49 Empfehlungen gegeben. Empfehlungen, welche direkt die praktische Ernährung für Krebskranke betreffen, gibt es nur wenige.

Neun der 49 Empfehlungen werden im Folgenden mit demselben Maßstab geprüft, welcher für Alternative Heilempfehlungen angewendet wird.

*„**Empfehlung 1:***
Für das Screening auf Mangelernährung, das Assessment von Ernährungssituation, Leistung und Stoffwechsel, die Ernährungstherapie und das Monitoring onkologischer Patienten sollten in jeder Institution verbindliche Regeln und personelle Zuständigkeiten festgelegt sein.“

Einschätzung
Alles braucht Regeln. Inwieweit diese Gedanken das Leben von Krebspatienten verlängern, wird anhand der nachfolgenden Einschätzungen dargestellt.

*„**Empfehlung 2:***
Um eine Beeinträchtigung der Ernährungssituation frühzeitig zu erkennen, sollen beginnend mit dem Erstkontakt regelmäßig in ausreichend kurzen Abständen (zumindest alle 4 – 8 Wochen) ein Screening des Ernährungszustands, der Nahrungsaufnahme, der körperlichen Leistungsfähigkeit und des Schweregrads der Erkrankung durchgeführt werden.“

Einschätzung
Bei der Krebsentstehung ist der Ernährungsbereich ein wichtiger Faktor (Gonzalez und Riboli 2006, Glade 2007, Pierce 2007, Thomson et al. 2011, Wang et al. 2014, Farvid et al. 2014, Bradbury et al. 2014). Hier scheint besonders am Anfang eine individuelle Betreuung wichtig, um die Ernährung dementsprechend zu verbessern und frühzeitig Risikokonstellationen zu erkennen, weil sich die Art der

Ernährung sehr unterschiedlich bei den jeweiligen Krebspatienten auswirken kann (Istfan et al. 1992). Ein Screening (Untersuchung), woran erkennbar ist, ob der Patient ein Kilo mehr oder weniger wiegt als vor 8 Wochen und Ähnliches, scheint in Anbetracht der Schwere der Erkrankung unzureichend. Es gibt dazu keine Publikationen oder systematische klinische Studien, welche belegen, dass diese Art der Untersuchung zur Lebensverlängerung bei Krebskranken führt.

*„**Empfehlung 3:***
Für ein Screening auf Mangelernährung sollten validierte und international etablierte Instrumente wie der NRS-2002 oder MUST eingesetzt werden.“

Einschätzung
Die Screeningfragebögen NRS-2002 oder MUST sind nicht auf die Beurteilung von Krebskranken spezialisiert. Auch gibt es keine wissenschaftlich fundierten Publikationen oder systematische klinische Studien mit positiven Ergebnissen, die zeigen würden, dass ein Screening auf Mangelernährung ein Überleben von Krebspatienten steigern würde. Objektiv betrachtet gibt es derzeit keine Indikation für die Anwendung dieser Empfehlung bei Krebspatienten. Es gibt Studien, welche zeigen, dass untergewichtige Krebspatienten kürzer leben als Krebspatienten mit höherem Gewicht (Gogos et al. 1998). Das beweist aber nicht, dass bei Krebskranken eine Lebensverlängerung durch ein Erkennen eines Mangelzustandes und der Schlussfolgerung einer besonders auf Gewichtszunahme ausgelegten Nahrungsgabe, möglich ist. Es handelt sich hier um eine theoretische Überlegung ohne positive Studien. Es scheint sogar möglich, dass bei Krebspatienten eine Nährstoffzufuhr, welche nur darauf abzielt, das Gewicht zu erhöhen, zum überproportional gesteigerten Tumorwachstum führen kann, und dadurch das Leben sogar verkürzt wird (Popp et al. 1983, Torosian et al. 1984, Souba und Copeland 1989, Bozzetti und Mori 2009).

Zur Ernährung bei Krebskranken gibt es in der Fachliteratur der Onkologie folgenden Hinweis: *„Bei der Lebensmittelauswahl sind - wenn sie vertragen werden - energiereiche Produkte zu bevorzugen (Nüsse, Schokolade, Sahnejoghurt),....“* (Szeimies et al. 2014, S. 712).

Unter Nüssen versteht der Normalbürger, erhitzt oder geröstet, Sahnejoghurt ist auch immer pasteurisiert. Die Wenigsten verzehren Milchprodukte in Rohkostqualität, wie es über Jahrtausende üblich war (Price 1939, Ross 1962, Pneumo 2016, Ege et al. 2016). Es handelt sich hier um Produkte, die im Verdacht stehen, Krankheiten und Übergewicht zu verursachen und daher das Krebswachstum beschleunigen könnten (Pottenger 1995, Howell 1985). Übergewicht ist ein Risikofaktor für Krebs (Breslow 1952, Mokdad et al. 2004, Ungefroren et al. 2015).

Klinische Beobachtung von Gerson: *„Aus der Beobachtung der Haut lernte ich, welche Eiweiß- und Fettarten vorteilhaft sind ... Allgemein lässt sich sagen, dass Sahne, fetter Käse, alle tierischen Fette, einige Öle, Eigelb, Erdbeeren und fettes Fleisch der Haut schaden, wahrscheinlich weil diese Speisen nur teilweise verdaut werden. Unschädlich waren dagegen mageres Fleisch, frische Butter und einige Öle. In allen Fällen, in denen der Stoffwechsel um mehr als 25% erhöht war, erwies sich Eiweiß und Fett fast jeder Art als ungünstig. Wenn der Stoffwechsel um 10% oder mehr reduziert war, waren alle Fette und Öle schädlich, mageres Fleisch und Eigelb jedoch nur in geringem Maße"* (Gerson 1993, S. 147).
„Ich musste gegen die ganze Familie kämpfen. Es gab viele Ärzte in der Familie, und ich hatte viel Ärger. Aber gleich wie, mit diesem Fall kam ich durch. Die Frau hatte Brustkrebs, der nachwuchs. Die Familie betonte immer wieder, wie »mitgenommen« sie wäre. Sie wog nur noch 39 Kilo, sie bestand aus Haut und Knochen, und die Verwandten wollten, dass ich ihr Eigelb gäbe. Ich gab ihr kleine Mengen Eigelb – der Krebs wuchs nach. Dann bestanden sie darauf, dass ich ihr Fleisch gäbe, rohes Hackfleisch. Ich gab es ihr, und der Krebs wuchs nach. Beim dritten Mal sollte ich ihr Öl geben. Ich gab ihr Öl, und zum dritten Mal wuchs der Krebs nach" (Gerson 1993, S. 275).

Patienten die ein höheres Gewicht haben, besitzen eine höhere Überlebensrate. Wenn aber einmal durch das Krankheitsgeschehen Untergewicht vorliegt, welche Studie beweist dann, dass eine reichhaltige Nahrungsgabe einen Vorteil für das Körpergewicht und die Überlebensrate besitzt? Es ist möglich, dass man dann nur den Krebs füttert, *"feed the tumor"* (Gogos et al. 1998), genau wie es Gerson beobachtet hat (Gerson 1954 u. 2012).

„... Professor Dr. Markus Masin, Vorsitzender der deutschen Stiftung gegen Mangelernährung, auf dem Kongress in Berlin. Bei bis zu 87 Prozent der Betroffenen sei bereits zum Zeitpunkt der Diagnosestellung eine krankheitsbedingte Mangelernährung nachweisbar."
„Masin. »Aber wenn ein Patient in guter körperlicher Verfassung ist, übersteht er womöglich die kräftezehrende Tumortherapie.«" (Müller 2016)

Es wurden keine wissenschaftlich fundierten Publikationen oder klinische Studien gefunden, welche belegen, dass die 87 Prozent der Betroffenen bei energiereicher Ernährung eine Lebensverlängerung erfahren würden.

„Empfehlung 9:
Bei der Ernährung von Tumorpatienten sollte sich die Zufuhr an Energie und essenziellen Nährstoffen am individuellen Bedarf orientieren und möglichst nicht über- oder unterschritten werden."
„Kommentar: Für die optimale Energie– und Nährstoffzufuhr onkologischer Patienten gibt es keine prospektiven Studien aber etablierte Erfahrungswerte; dies gilt besonders für die ausschließlich künstliche Ernährung. Die Bedarfszahlen aller Nährstoffe (Makro- und Mikronährstoffe) orientieren sich an den Empfehlungen für Gesunde [80]."
(80 - DGE 2015)

Einschätzung
Für diese Empfehlung 9 gibt es keinen Studiennachweis. Es gibt keine Daten darüber, wie sich die Erfahrungswerte für Gesunde auf die Lebenslänge bei Krebskranken auswirken, da sie beispielsweise zu einem überproportional gesteigerten Tumorwachstum führen können (Popp et al. 1983, Torosian et al. 1984, Souba und Coperland 1989, Bozzetti und Mori 2009). Es gibt klinische Daten, welche belegen, dass sogar eine besondere Nährstoffzufuhr günstig ist, welche über die des Gesunden hinausgeht, um beispielsweise schlechte Blutwerte zu verbessern (Dey et al. 2006).

*„**Empfehlung 11:***
Bei Tumorpatienten kann in der Regel eine tägliche Eiweiß-/Aminosäurenzufuhr von 1,2 – 1,5 g/kg KG empfohlen werden; der Bedarf kann bei ausgeprägter Inflammation auch höher (bis zu 2 g/kg KG) liegen.“

Einschätzung
Ob diese allgemeingültige Regel für alle Krebspatienten, mit unterschiedlichen Krebsarten und Stadien, jedem individuellen Einzellfall gerecht wird, kann derzeit nicht eingeschätzt werden. Es gibt zu wenig klinische Daten, um Aussagen bei Krebskranken bezüglich der Mortalität zu treffen.
Für diese Empfehlung konnte keine wissenschaftlich fundierte Publikation oder systematische klinische Studien mit positiven Ergebnissen in Bezug auf das Überleben von Krebspatienten gefunden werden. Unter evidenzbasierten Kriterien gibt es derzeit keine Indikation für ihre Anwendung.

*„**Empfehlung 12:***
Der Fettanteil soll mindestens 35% der Gesamtenergiezufuhr betragen (entsprechend der allgemeinen Ernährungsempfehlungen) und kann bei Insulinresistenz oder zur Erhöhung der Energiedichte auf 50% der Nichteiweiß-Energiezufuhr erhöht werden.
Kommentar: Das für Tumorpatienten optimale Verhältnis Kohlenhydrate/Fett wird klinisch nicht einheitlich beurteilt ...“

Einschätzung
Aus dem Kommentar geht bereits hervor, dass keine einheitliche Beurteilung vorliegt. Ob diese Empfehlung bei Krebskranken lebensverlängernd oder lebensverkürzend wirkt, ist derzeit spekulativ. Es gibt hierzu keine wissenschaftlich fundierten Publikationen oder systematische klinische Studien bezüglich des Überlebens von Krebspatienten.
In Studien konnte beispielsweise nachgewiesen werden, dass Omega 3 Fettsäuren die Überlebensrate bei Krebskranken erhöhen (Gogos et al. 1998), oder auch hochwertige unverarbeitete Fette bei Darmkrebs eine positive Wirkung zur Krebsprävention und Heilung besitzen könnten (Schlörmann et al. 2016).

*„**Empfehlung 13:***
Die Ernährung von Tumorpatienten soll Vitamine und Spurenelemente in Mengen enthalten, die den Empfehlungen für gesunde Personen bzw. für künstliche Ernährung entsprechen."
„Kommentar: Mehr noch als bei Gesunden sollte bei Tumorpatienten darauf geachtet werden, dass eine ausreichende Zufuhr von Mikronährstoffen gesichert ist [116 – 119], da die Versorgung in mehrfacher Hinsicht gefährdet sein kann [120, 121]. Am ehesten werden bei Patienten mit Malignomen Mangelzustände von Vitamin D beobachtet [122] und von einigen Autoren mit der Erkrankungsinzidenz und -prognose in Verbindung gebracht [123– 126]."

Einschätzung
Es gibt zu wenig klinische Daten, um fundierte Aussagen zu tätigen, was die Auswirkungen auf die Lebenslänge bei Krebskranken anbelangt, da es auch sehr viele unterschiedliche Mikronährstoffe gibt. Krebskranke sind in vielen Bereichen vom Gewicht, über Blutwerte, in einem Mangelzustand, besonders nach einer chemotherapeutischen Behandlung. Es scheint daher eine weitere Erfassung von klinischen Daten sinnvoll. Ein fast völlig unbekanntes Gebiet im Krebsbereich.

Klinische Praxisbeobachtungen von Gerson: Mit Vitamin B12 hat er beispielsweise gute Erfahrungen gesammelt. Bei allen anderen Vitaminen, etwa A, D, E oder Kalzium, Hormonen, Cortison, Adrenalin, Leberanregungsmitteln und Ähnlichem wurden extrem negative Erfahrungen gesammelt – sie haben den Organismus belastet, die Leber ausgepowert. Der Patient fühlte sich anfangs bedeutend besser, aber der Tod kam Monate später.
„Bei meinen klinischen Erfahrungen habe ich gelernt, dass es nicht angängig ist, nur die eine oder die andere Substanz zuzuführen, sondern, dass wir zu gleicher Zeit die Aufnahme der Eiweißstoffe, der Fette, der Vitamine, der Hormone und der Enzyme regulieren müssen, die überall im Körper zusammenzuwirken haben, damit allenthalben die natürlichen Kräfte aktiviert werden können" (Gerson 1993, S. 67).

*„**Empfehlung 14:***
Zur Steigerung der oralen Nahrungsaufnahme sollten möglichst immer qualifizierte Ernährungsberatungen angeboten werden, inkl.

einer Anreicherung der Speisen und/oder dem Angebot oraler Trinknahrungen."

„Kommentar: Mehrere prospektiv randomisierte Studien konnten zeigen, dass eine qualifizierte Ernährungsberatung einschließlich der Option oraler Trinknahrungen die Energie- und Proteinaufnahme steigert sowie Komplikationen, Therapieverschiebungen und den Gewichtsverlust unter antitumoraler Behandlung vermindert [128 – 133]. Während ein systematischer Review ohne Fokus auf Tumorerkrankungen zur Wirksamkeit oraler und enteraler Supplemente ***Vorteile in Bezug auf das Körpergewicht und Mortalität*** *nachweisen konnte [134],* ***ist ein entsprechender Nachweis bei onkologischen Patienten*** *bisher* ***nicht gelungen.*** *Einzelne Studien konnten allerdings zeigen, dass Trinknahrungen die Energie- und Eiweißaufnahme steigern sowie die Lebensqualität verbessern [129, 130]. Die Autorengruppe um Ravasco berichtete sogar, dass im Rahmen einer randomisierten kontrollierten Studie eine die Strahlentherapie begleitende Ernährungsberatung das Überleben bis 6 Jahre nach Ernährungsberatung verbesserte [135]. Dennoch wurde diese Leitlinienempfehlung nicht mit Evidenzgrad A klassifiziert, weil die Datenlage nicht durchgehend einheitlich ist und andere gut angelegte Studien die positiven Ergebnisse nicht bestätigen konnten. So konnten Baldwin et al. in einer randomisierten Studie an Patienten mit gastrointestinalen und Lungenkarzinomen keine Auswirkungen der oralen Intervention auf das Körpergewicht oder die Überlebenszeit nachweisen [136]. Zwei systematische Reviews untersuchten randomisierte kontrollierte Studien zur Wirksamkeit einer oralen Ernährungstherapie bei mangelernährten Tumorpatienten und* ***fanden keine belastbaren Effekte auf*** *die Energieaufnahme,* ***das Körpergewicht und die Mortalität*** *[137, 138]."*

Einschätzung

Wie bereits aus dem eigenen Kommentar der Verfasser der Leitlinien hervorgeht, gibt es keinen Studienbeweis, dass die derzeitige Ernährungsberatung nach der Richtlinie der DGE (2015) positive Ergebnisse in Bezug auf das Überleben von Krebspatienten bringt. Unter objektiven Kriterien gibt es derzeit keine Indikation für die Anwendung der Schulmedizinischen Ernährungsberatung bei Krebspatienten.

*„**Empfehlung 15:***
Sogenannte „Krebsdiäten“ werden nicht empfohlen. Diätvorschriften, die die Nahrungsaufnahme bei Patienten mit (drohender) Mangelernährung einschränken, können potenziell schädlich sein und sollten vermieden werden.“
„Kommentar: Als sog. „Krebsdiäten“ werden Kostformen bezeichnet, die zu einer Besserung bzw. Heilung von Tumorleiden führen sollen. Es liegen keine klinischen Studien vor, die die Wirksamkeit von „Krebsdiäten“ belegen. Dagegen besteht insbesondere bei Krebspatienten mit eingeschränkter Nahrungsaufnahme (z. B. infolge Anorexie) oder bereits vorliegender Mangelernährung ein hohes Risiko für eine weitere, rasche Verschlechterung des Ernährungszustands [143].“

Einschätzung
Es gibt nicht viele klinische Studien zur antitumoralen Ernährung. Das wissenschaftliche Interesse ist nicht sehr groß (Audier 1959, Douwes et al. 1984, Lechner und Kronberger 1990, Cassileth et al. 1991, Austin et al. 1994, Hildenbrand et al. 1995, Dey et al. 2006, Bar-Sela et al. 2007, Molassiotis und Peat 2007, Artamonva et al. 2008, Ary und Kumar 2011).
In den Alternativen Leitlinien werden unter den einzelnen Empfehlungen Studien vorgestellt, mit Vollremission und höherer Überlebensrate als bei herkömmlicher Therapie, bzw. wenn eine antitumorale Ernährungstherapie begleitend zur Chemo- und Bestrahlungsherapie durchgeführt wird.

In der Quellenangabe 143 (Hübner et al. 2012), welche von den Autoren der Leitlinie verwendet wird, befinden sich keine Daten oder Quellen von Publikationen, welche die Aussage *„ein hohes Risiko für eine weitere, rasche Verschlechterung des Ernährungszustandes“* bestätigen.

„Der deutsche Arzt Josef Issels (1908-1998) studierte die Grundlagen für die Ernährungstherapie nach Bircher-Benner, Evers und Waerland sowie die Literatur über Heilfasten und andere Naturheilverfahren und wandte das daraus gewonnene Wissen bei Krebskranken in der Ringberg-Klinik in Rottach-Engern an (Issels 1983, S. 48). Seine

Patienten erhielten eine laktovegetabile Kost mit hohem Rohkostanteil, kaltgeschlagenen Ölen und Milchgärungsprodukten. Alle denaturierten Nahrungsmittel wurden ausgeschlossen (Issels 1954, Issels und Windstosser 1968). Der Rohkostanteil sollte laut Issels (1972, S. 237-239) mindestens die Hälfte, noch besser aber zwei Drittel jeder einzelnen Mahlzeit ausmachen. Was man roh essen kann, solle man nicht kochen, sondern roh essen.
Audier (1959) veröffentlichte einen Bericht über die Krankheitsverläufe von 252 Krebspatienten mit klinisch einwandfrei diagnostizierten und dokumentierten Malignomen, die als »unheilbar« diagnostiziert in Issels Klinik gekommen waren. Von diesen Patienten erreichten 42 (16,6%) unter dieser Behandlung mit der Kombinationstherapie nach Issels die von der Schulmedizin als Kriterium geforderte Überlebenszeit und Dauer der Beschwerdefreiheit von fünf Jahren. Zudem waren alle Fünfjahresfälle nach Ablauf dieser Zeit noch arbeitsfähig" (Semler 2006, S. 198).

Statt Mangelernährung durch „Krebsdiäten" beschreibt Gerson durch seine Diätbehandlung Gewichtszunahme nach 14-tägiger Behandlung bei Krebskranken: *„Sie hatten Appetit. Sie nahmen zu"* Gerson (1993, S. 495).
„Warum besteht die Gerson-Therapie auf 13 Gläser frischen Saft jeden Tag? Das Problem ist, die Patienten sind stark unterversorgt, vollkommen ausgelaugt. Außerdem hat ein Patient im fortgeschrittenen Krebsstadium ein starkes Problem mit dem Essen. Sie haben keinen Hunger. Sie können nicht viel essen. Sie essen ein klein wenig und sind satt. Was kann man also tun? Wie bekommt man die Nahrung und Nährstoffe in sie hinein? Pillen funktionieren nicht. Was kann man also tun? Nun es ist aber so, dass sie Saft trinken können. Jede Stunde ein Glas Saft zu trinken ist kein Problem. So kommen frische lebendige Nährstoffe, frische aktive Enzyme, frische organische Minerale und Vitamine, die ganze Zeit in ihr Körpersystem. Das ist der Schlüssel zur Regeneration und Wiederherstellung des Körpers. ... Aber die Säfte müssen frisch sein" (Gerson 2012).

Die Gerson-Diät, welche in Deutschland bei Knochen-, Gelenks- und Hauttuberkulose als zweifelsfrei erwiesen anerkannt ist, wurde erstmals 1928 genau wie bei Tuberkulosepatienten, zur Krebsbehandlung

angewendet (Ausschuss 1930, Gerson 1978).
Gerson (1934) hat ein sehr umfangreiches Buch über die Auswirkungen der Gerson-Diät bei Lungentuberkulose geschrieben. Früher wurde die Krankheit als Schwindsucht bezeichnet, weil sie mit starkem Gewichtsverlust verbunden ist.
Welche Auswirkung auf das Gewicht hat die Diät-Behandlung von Gerson bei untergewichtigen Patienten mit Lungentuberkulose, oft im lebensbedrohenden Mangelzustand, die er erstmals 1928 deckungsgleich bei Krebs eingesetzt hat? Über 600 Seiten wurden daraufhin durchsucht.

S. 71: „... hatte an Gewicht zugenommen und das Blutbild zeigte fast normale Blutwerte"
S. 74: „... setzte eine langsame, gleichbleibende Gewichtszunahme ein."
S. 104: „Keinesfalls sollte übermäßig viel Bedeutung der Frage der Gewichtszunahme oder -abnahme beigelegt werden. Gewichtsverluste während einer protrahierten Aufflackerung werden in der Regel rasch überholt. Die entscheidende Gewichtszunahme beginnt meist erst nach Aufsaugung der exsudativen Herde."
S. 315: „... sehen wir auch bei schwachen Essern in diesem Stadium schon zuweilen Gewichtszunahmen.... Es sei ausdrücklich gewarnt, zu versuchen, den Kalorienwert der Grunddiät durch überreiche Verwendung von Öl und Butter in der Küche zu erhöhen, da fette Kost schlecht vertragen wird."
S. 380: „Klinischer Verlauf. Die Atemnot hält 8 Tage an; anscheinend verursacht von Stauungskatarrh in der Lunge. Dann rasche Besserung, zugleich entfiebert Patient rasch, besonderes Wohlbefinden, sehr große rasche Gewichtszunahme."
S. 400: „... leidliches Wohlbefinden; die Amyloidose ist durch leichte, wachsartige Hautfarbe angedeutet. Es ist nie Karotin-Ikterus aufgetreten. Andauernde aber nur mäßige Gewichtszunahme."
S. 405: „Vom 3. Monat an deutliche klinische Besserung mit rascher Gewichtszunahme."
S. 409: „... rascher Rückgang der entzündlichen Erscheinungen, sehr gute Gewichtszunahme."
S. 412: „Nach 7 Wochen Behandlung geringe Gewichtszunahme."
S. 414: „... dauernd fieberfrei, gute Gewichtszunahme."

S. 422: „... bei Bettruhe geht die Temperatur herunter, Gewichtszunahme."
S. 434: „In den folgenden Monaten weitere Besserung, Gewichtszunahmen, Entfieberung, guter Appetit, Wohlbefinden."
S. 437: „sehr gute Gewichtszunahme"
S. 451: „gute Gewichtszunahme"
S. 457: „Bei unveränderter Diät rasche weitere Gewichtszunahme."
S. 457: „... nach 7 Wochen Kur mit über 5 kg Gewichtszunahme, bazillenfrei, klinisch geheilt entlassen."
S. 462: „Trotz Arbeit weitere Gewichtszunahme, neuer Lebensmut."
S. 500: „... strenge Diät: zuerst Rohkost, dann Grunddiät (wie bei einem frischen Fall). Bereits nach 1 Monat erhebliche Besserung, Gewichtszunahme."
S. 509: „Januar 1930 andauerndes Wohlbefinden, gute Gewichtszunahme."
S. 513: „vorzügliche Gewichtszunahme"
S. 518: „Verlauf. Die klinische Besserung lief der röntgenologischen parallel: ab Mai kein Eiweiß im Harn. Seit Juni setzte gute Gewichtszunahme ein, bis Oktober etwa 10 kg."
S. 536: „Bis Anfang September ständige Gewichtszunahme von 56,50 auf 60,9 kg."
S. 545: „Gewichtszunahme bis 66,50 kg"
S. 556: „Rasche Besserung; in 3 Wochen fast 5 kg Gewichtszunahme."
S. 573: „Nach 5 Wochen auffallend gute Gewichtszunahme."
S. 574: „Gewichtszunahme umfasst 8 kg"
S. 581: „... vortreffliche Besserung und über 10 kg Gewichtszunahme" (Gerson 1934).

Gewichtszunahme und Heilung durch die Gerson-Diät, wo Robert Koch (1843-1910), Mediziner und Mikrobiologe, mit seiner Behandlung skandalös gescheitert ist (Roloff 2005).

Zusammenfassung

In der Leitlinie „Klinische Ernährung in der Onkologie" fehlt der Publikations- und Studiennachweis, welcher eine höhere Überlebensrate durch die Anwendung dieser Empfehlungen belegt. Bei Empfehlung 15 fehlen Quellenangaben, um die pauschale Aussage zur therapeutischen Unwirksamkeit von „Krebsdiäten“, wissenschaftlich fundiert zu rechtfertigen (Kollath 1989, Altman und Bland 1995).

Leitlinie der Alternativen Krebsbehandlung

Grundgedanke

Die Empfehlungen dieser Leitlinie beabsichtigen die Überlebenszeit von Krebspatienten zu erhöhen.

Methodik

Hierzu wurde als Erstes geprüft, ob die Empfehlungen der aktuellen Leitlinie „Klinische Ernährung in der Onkologie“, AWMF-Register-Nr. 073/006, durch wissenschaftlich fundierte Publikationen und systematische klinische Studien eine Steigerung der Überlebenszeit bei Krebskranken belegen. Da dieser Nachweis nicht gegeben ist, wurden, orientierend an den Klinischen Leitlinien in der Medizin, Alternative Leitlinien erstellt. Dabei wurden medizinische Studien und Publikationen genutzt, um verantwortungsbewusst die Empfehlungen zu erstellen. Der Unterschied liegt vor allem darin, dass auch Studien und Publikationen verwendet wurden, welche die Verfasser der Leitlinie „Klinische Ernährung in der Onkologie“ nicht berücksichtigen oder anderes interpretieren.

Diese Alternative Leitlinie versteht sich als eine Ergänzung und Anregung, umfangreicher im Krebsbereich zu forschen und ersetzt im Krankheitsfall keinen Arztbesuch.

Empfehlung 1

Die bisherige Ernährung von Krebskranken muss genau erfasst werden.

In den Untersuchungen von Bozzetti und Mori befinden sich Hinweise, dass die Ernährung bei Krebskranken zu einem überproportional gesteigerten Tumorwachstum führen kann (Bozzetti und Mori 2009).
Um Risikofaktoren in der bisherigen Ernährung besser zu erkennen, wird eine gründliche Ernährungsanamnese empfohlen (Pierce et al. 2007, Popkin 2007, Boffetta et al. 2010, Wang et al. 2014).
Studien zeigen einen Zusammenhang zwischen Brustgröße und Brustkrebsrisiko (Egan et al. 1999, Kusano et al. 2006, Eriksson et al. 2012), wobei die Brustgröße durch die Art der Ernährung beeinflusst wird (Williams et al. 2005, Wade et al. 2010). Ab Körbchengröße C verbindet sich damit eine geringere Überlebenschance im Erkrankungsfall (Williams 2013).

Empfehlung 2

Es ist günstig, eine Ernährung durchzuführen, welche die Blutwerte verbessert.

Eine Studie von Dey und Kollegen beobachtet eine deutliche Verbesserung von Blutwerten durch Weizengrassaft (Dey et al. 2006). Auch zeigte sich ein Vorteil, wenn ein hoher β-Karotin-Spiegel im Blut vorhanden ist, welcher mit Gemüseverzehr im Zusammenhang steht (Rock et al. 2005).

Empfehlung 3

Es wird eine Ernährung empfohlen, welche Entzündungsfaktoren absenkt.

In einer Studie haben Lundholm und Kollegen festgestellt, dass eine entzündungshemmende Behandlung die Überlebensrate bei Krebspatienten erhöht (Longholm et al. 1994). Das Ernährungsverhalten, Entzündungen und Krebs, stehen in einem Zusammenhang (Saxena et al. 2012, Lim et al. 2013, Helm et al. 2014). Eine Studie von Nenonen und Kollegen beobachtete, dass eine ungekochte, vegane Ernährung Entzündungen hemmt (Nenonen et al. 1998). Es gibt auch Studien, welche eine entzündungshemmende Wirkung durch Weizengrassaft belegen: Zelina et al. (2008), Grunewald (2009), Shingh et al. (2010), Sethi et al. (2010).

„Dass eine vorwiegend aus Obst und Gemüse bestehende Ernährung entzündungshemmend wirkt, ist lange bekannt und wurde zunächst mit der geringen Aufnahme von Kochsalz und Protein in Zusammenhang gebracht (Bürger 1937, Noorden 1934b, Salomon 1947).
Bürger und Knoblauch (1959) untersuchten den entzündungshemmenden Einfluss von 18 verschiedenen Obst- und Gemüsesorten mit lichtelektrischer Methodik. Geprüft würde die Wirkung einer mehrtägigen Diätperiode auf die Rötungsintensität eines UV-Erythems. Obstsafttage und eine überwiegend aus Kohlenhydraten bestehende Diät erwiesen sich als entzündungshemmend, wohingegen proteinreiche Nahrung zu einer deutlichen Steigerung der entzündlichen Reaktionen führte.
Eine gute entzündungshemmende Wirkung schreiben Bürger und Knoblauch: Möhren, Weintrauben, Erdbeeren, Tomaten, Äpfel, Pflaumen, Blumenkohl und Johannisbeeren zu. Dieser Effekt beruht zum einen auf den Gehalt an Antioxidantien, Salicylsäure, Sulfiden und Flavonoiden in Obst und Gemüse, welche günstig auf den Entzündungsprozess wirken; zum anderen darauf, dass es sich bei dr Rohkost um eine äußerst arachidonsäurearme Kostform handelt (Adam et al 2003, Rakel und Rindfleisch 2005)“ (Semler 2006, S. 249).

„Werner Zabel (1894-1978) sammelte über 30 Jahre lang klinische

Erfahrungen in der Krebstherapie. Ein entsprechender Versuch mit Ernährungstherapie bei Krebskranken hat laut Zabel »sofort erfreuliche und unerwartete Verlaufsänderungen im Krankheitsbild« zur Folge. Jenseits aller theoretischen Überlegungen in der Frage der Ernährungstherapie würden praktische Erfahrungen zeigen, welche »gewaltige Änderung zum Günstigen eintritt, wenn der Kranke genügend ungekochte Nahrung zugeführt bekommt.« Mithilfe einer vollwertigen, rohkostreichen Diät können oft Schmerzfreiheit, eine günstige Beeinflussung des Krankheitsverlaufes und damit eine Verlängerung der zu erwartenden Lebensdauer erreicht werden (Zabel 1954)" (Semler 2006, S. 196).

In dieser Studie wurde eine höhere Überlebensrate bei Krebskranken durch Fischöl-Präparate erreicht. Dies wird mit den Omega 3 Fettsäuren in Zusammenhang gebracht, was die Entzündungen minimieren soll (Goghs et al. 1998).

Empfehlung 4

Der Krebskranke sollte Nahrungsmittel und Nahrungsmittelkombinationen vermeiden, welche beim Gesunden Übergewicht verursachen, also stark industriell verarbeitete Nahrungsmittel und Alkohol.

Krebs und Übergewicht scheinen einen Zusammenhang zu besitzen (WCRF/AICR 1997, Gunter et al. 2008, Renehan et al. 2010). Insgesamt ist es angebracht, den bisherigen Lebenswandel und Gewohnheiten zu reflektieren und Risikofaktoren zu minimieren (Anand et al. 2008, Esselstyn 2001). Das Ernährungsverhalten scheint direkte Auswirkungen auf das Krebsrisiko zu besitzen (Le et al. 2014).

Empfehlung 5

Das Trinken von Weizengrassaft wird empfohlen.

Interessant in diesem Zusammenhang sind die Beobachtungen am Hippocrates Health Institute (Florida), welches 1963 von Ann Wigmore (1909-1994) gegründet wurde. Sie begann aufgrund einer Anregung aus einer alten Überlieferung von König Nebukadnezared, der Gras gegessen haben soll, die Wirkung von Grassaft auf den menschlichen Organismus zu untersuchen (Wigmore 1982):
„Sie ließ sich Grassamen von verschiedenen Orten der Welt zuschicken und baute diese separat an, um die Unterschiede in Wachstumsschnelligkeit, Chlorophyllgehalt, Beschaffenheit der Halme und den aus den Gräsern gewonnenen Säften beobachten zu können. Dabei kristallisierten sich sieben Gräser als die besten heraus. Diese platzierte sie nun in einem Raum zusammen mit einer kleinen Katze, welche an den verschiedenen Grasbüscheln schnüffelte und schließlich das Weizengras kaute. Ein Cockerspaniel entschied sich ebenfalls für das Weizengras. Somit war für Wigmore klar, dass sie das Gras gefunden hatte, das sie suchte. Sie trank nun regelmäßig frisch gepressten Weizengrassaft und merkte bald – so wie ihre Freunde – ein deutliches Wohlbefinden " (Semler 2006, S. 131).
Alle heutigen modernen Anwendungen von Weizengrassaft basieren auf diesem Versuch. Clement, derzeitiger Leiter des Hippocrates Institute, beschreibt positive Wirkungen durch die Anwendung von Weizengrassaft auch bei Krebskranken (Clement 2012). Siehe Empfehlung 10.

Alle Studien mit Weizengrassaft, bei verschiedensten Krankheiten durchgeführt, beobachteten eine positive Wirkung.

-- Bei 400 Patienten im Krebsendstadium, welche täglich 30 ml frischer Weizengrassaft für 6 Monate gegeben wurde, zeigte sich eine deutliche Verbesserung der Blutwerte. Die Autoren der Studie empfehlen die Anwendung (Des et al. 2006).
-- Durch die Verordnung von Weizengrassaft wurde eine höhere Überlebensrate bei Patienten mit Melanomen beobachtet (Artamonva et al. 2008).

-- Arya und Kollegen stellten unter anderem eine positive Beeinflussung der Leber durch Weizengrassaft bei Patienten im Krebsendstadium fest und empfehlen die Anwendung (Arya et al. 2011).
-- Es wurde beobachtet, dass bei Patienten, die Weizengrassaft verwenden, Übelkeit, Erbrechen und Magengeschwüre verhindert werden und die Überlebenszeit im Vergleich zur herkömmlichen antitumoralen Krebstherapie erhöht wird, im Vergleich zur Gruppe welche keinen Weizengrassaft begleitend verwendet (Cassileth et al. 1991).
-- Randomisierte Doppelblindstudie: deutliche Reduktion des Krankheitsprozesses bei Colitis ulcerosa (Ben-Arye et al. 2002).
-- 20 Patienten, bei denen Knochenmark zu wenig Blutzellen bildet, 30 ml Weizengrassaft täglich, 6 Monate, Anwendungsempfehlung auch bei anderen Krankheiten (Mukhopadhyay et al. 2009)
-- Weizengrassaft ersetzt Blutransfusionen bei Patienten mit zu wenig Blutzellen im Knochenmark (Marwaha et al. 2004).
-- Regeneration der Blutwerte u.ä. wurde in der Gruppe mit Weizengrassaft wesentlich – nach der Chemotherapie – verbessert, 60 Brustkrebspat. 30/30. Chemotherapie war besser verträglich in der Gruppe mit Weizengrassaft (Bar-Selassie et al. 2007).
-- 200 Patienten mit Blutarmut, 30 ml Weizengrassaft täglich, 6 Monate, deutliche Verbesserung der Blutwerte, Alternative zu Bluttransfusionen, Anwendungsempfehlung (Mukhopadhyay et al. 2007).
-- Verbesserung der Wundheilung (Chernomorsky et al. 1988, Grunewald 2009).
-- Positive Wirkung bei Leukämie und anderen Krebsarten (Fahey et al. 2005).
-- Steigerung des Körpergewichts bei Ratten durch Grassaft (Kohler et al. 1936).
-- Weizengrasextrakt bei oberflächlicher Anwendung reduziert die Hautschädigung einer Strahlentherapie (Bálint et al. 2006).
-- Positive Auswirkungen bei chronisch-myeloischer Leukämien (Karadag et al. 2007).
-- Positive Wirkung bei verschiedensten Erkrankungen, besonders mit Entzündungszusammenhang, umfangreiche Pilotstudie (Marwaha et al. 2004).

-- Verminderung von oxidativem Stress (Kamboj et al. 2011, Kamboj et al. 2011b).

-- Anti-Leukämie-Potential, erfolgreiche zytotoxische Wirkung gegenüber HL60 Zelllinien (Noorjahan et al. 2011).

-- hemmt die metabolische Aktivität von Karzinogenen (Manju et al. 2005).

-- Verlangsamung des Alterungsprozesses (Wheat und Currie 2008) evidenzbasiert.

-- Verbesserung des Blutbildes und Verminderung von Entzündungen (Zelina et al. 2008, Grunewald 2009, Shingh et al. 2010, Sethi et al. 2010).

Nebenwirkungen sind keine bekannt, abgesehen von leichten allergischen Reaktionen durch den Saft. Diese treten, wenn überhaupt, nur am Anfang der Therapie auf. Manchmal gibt es Schwierigkeiten, die therapeutisch erforderliche Menge zu trinken, wegen Übelkeit (Ben-Arye et al. 2002).

Empfehlung 6

Eine ausreichende qualitativ hochwertige Nährstoffzufuhr scheint besonders bei Krebskranken wichtig. Eine Ernährung die starken Gewichtsverlust verursacht, zu Untergewicht führt, sollte bei Krebskranken vermieden werden.

Es ist günstig, bei der Ernährung immer sehr hochwertige Nahrung zu wählen. Je ursprünglicher, einfacher, desto besser. Eine Krebsdiät, energie- und abwechslungsreich, roh, gekocht, pasteurisiert, ohne Studiennachweis zur Überlebensrate und Krankheitsverläufen bei Krebskranken, mit anscheinend sogar Kariesrisiko, wie es die Deutsche Gesellschaft für Ernährung empfiehlt, scheint ungeeignet (DGE 2015b, Werkmeister 1972, Price 1939, Ross 1962, Rohark 2014).

Krebskranke mit niedrigerem Gewicht besitzen eine geringere Überlebensrate (Gogos et al. 1998, Bozzetti und Mori 2010). Jede antitumorale Ernährungstherapie sollte darauf achten, dass der Patient nicht zu stark in Mangelzustände kommt (Kohler et al. 1936, Gerson 1993).

Besonders Therapien, wie die Breuß-Kur (42 Tage Gemüsesaftfasten mit Tee), scheinen bei Personen die bereits an Untergewicht leiden, ungeeignet (Gerson 1993, Senn und Jungi 1979).

Empfehlung 7

Eine Ernährung die Karies verursacht, ist beim Krebskranken zu vermeiden

Karies und Krebs bilden anscheinend einen Zusammenhang. Eine gesunde Ernährung muss verschiedene Kriterien erfüllen. Kariesfreiheit ist eine davon, also dass ohne Zahnpflege eine Immuntität gegen Karies vorliegen muss. Bei Naturvölkern, die kariesfrei sind, findet sich auch kein Krebsnachweis (Köhler 1853, Price 1939, Roos 1962, Rohark 2014).

Empfehlung 8

Vor- und Nachteile des Fastens mit Wasser sind bei Krebskranken genau abzuwägen. Besonders bei Untergewicht ist Fasten äußerst kritisch zu beurteilen.

Herbert Shelton (1895-1985) ist ein Mediziner, der über 30.000 Menschen nur bei Wasser hat fasten lassen (Shelton 1996b S. 185). Seine Erfolge sind derart beeindruckend, dass sicherlich der Studiennachweis gelingt, dass Fasten eine effektive Behandlungsmethode bei sehr vielen Erkrankungen ist (ORF 2015). Das gilt besonders bei Erkrankungen mit einem Entzündungszusammenhang, Bluthochdruck, Migräne, Asthma, Arthritis usw. (Shelton 1996).

„Man kann die Vorstellung von der eigenständigen Unabhängigkeit krebsartiger Geschwüre sicher auch etwas zu weit treiben, doch gibt es tatsächlich Fälle, wo sie selbst während einer langen Abstinenz noch hartnäckig weiterwuchsen. Andererseits kommt es aber durchaus vor, dass der Umfang eines Krebsgeschwürs dabei stark zurückgeht, wenn ich bislang auch noch nicht das vollständige Verschwinden eines bösartigen Tumors durch Fasten beobachten konnte. Gutartige Geschwulste hingegen werden dadurch sehr häufig restlos aufgelöst und vom Körper aufgenommen" (Shelton 1996, S. 63f).
„So bringt die Abstinenz zum Beispiel keine Vorteile, wenn der Patient in hohem Maße ausgemergelt und abgezehrt ist oder wenn er sich im weit fortgeschrittenen Stadium eines Herz- oder Krebsleidens, einer Zuckerkrankheit (Diabetes) oder einer Tuberkulose befindet, und insbesondere bei Leber- oder Bauchspeicheldrüsenkrebs sollte man nicht auf Essen verzichten" (Shelton 1996, S. 89).

Die Wirkung des Fastens auf ein Krebsgeschehen wurde in vielen Studien an Mäusen getestet. Es gibt viele, die eine positive oder negative Wirkung belegen. Die Studie von Kalaany beschreibt eine positive und negative Wirkung in derselben Studie:
„Diätetische Restriktion verzögert die Inzidenz und vermindert das Wachstum von verschiedenen Arten von Tumoren, aber die Mechanismen, die der Sensitivität von Tumoren durch die Nahrungsbeschränkungen unterliegen, sind unbekannt. Hier zeigen wir, dass

bestimmte menschliche Krebszelllinien, wenn sie als Tumor-Xeno-transplantate in Mäusen gezüchtet werden, hochempfindlich gegenüber den wachstumshemmenden Wirkungen der diätetischen Restriktion sind, während andere resistent sind“ (Kalaany et al. 2002).

Gerson, der sehr viele klinische Erfahrungen mit Krebskranken hatte, war besonders bei Krebs ein absoluter Fastengegner. Der Körper wird zu stark durch den Nahrungsentzug geschwächt und erholt sich nicht mehr (Gerson 1993).
In der Medizin wird manchmal ein kurzzeitiges Fasten oder niedrigkalorische Ernährung vor der Bestrahlung oder Chemotherapie diskutiert, weil beobachtet wurde, dass dadurch diese konventionelle Behandlung besser vertragen wird (Brandhorst et al. 2013, Shim et al. 2015).

Einschätzung
Es gibt bis zum jetzigen Zeitpunkt kein Indiz, dass Fasten mit Wasser als alleiniges Mittel der Behandlung zur Vollremission bei bösartigem Krebs führt. Das könnte damit begründet werden, dass der Stoffwechsel von bösartigen Krebsgeschehen zu eigenständig ist, damit er vollständig zum Erliegen kommt. Bis zur vollständigen Beseitigung der bösartigen Tumormasse würde der Mensch zu stark an seine Reserven kommen und sterben. Tomoren mit sehr starker Aggressivität und Eigenständigkeit wachsen auch beim Wasserfasten weiter bzw. scheint sogar eine Beschleunigung vom Wachstum möglich (Goodstein et al. 1993, Laconi et al. 1995).

Empfehlung 9

Vor- und Nachteile der Chemotherapie sind genau abzuwägen, besonders bei Tumorarten, bei denen eine vollständige Zerstörung aller Krebszellen durch die Chemotherapie unmöglich scheint.

Eine wissenschaftlich fundierte Studie aus den USA, welche vom National Institute of Health, dem National Cancer Institut, dem Departement of Defense und der Prostate Cancer Foundation finanziert wurde (Nelson et al. 2012), besagt:
„Nelson und Kollegen fanden heraus, dass eine Art von normalen, nicht-karzinogenen Zellen, die in der Krebs-Nachbarschaft leben – die Fibroblasten – DNA-Schäden erleiden, wenn diese einer Chemotherapie ausgesetzt sind, was die Produktion eines breiten Spektrums von Wachstumsfaktoren voran treibt, welche das Krebswachstum fördern."
Nelson erklärt weiter, dass die Chemotherapie im fortgeschrittenen Stadium deswegen fehl schlägt, weil nicht die erforderliche Dosis erreicht wird, um den Krebs auszulöschen, da diese für den Patient tödlich wäre. Durch die zu geringe Dosierung wird der Krebs nicht vollständig ausgerottet und die sich weiter entwickelnden Krebszellen werden resistent gegen die Anti-Krebs-Therapie (fhcrc 2012).

Beurteilung
Die Chemotherapie zielt darauf ab, Krebszellen, die sich extrem schnell teilen, bei der Zellteilung zu stören und diese dadurch zu vernichten. Schnell teilen sich auch Follikelzellen an den Haarwurzeln und Zellen im Magen. Deshalb kommt es zum Haarausfall und Magenproblemen oder Sensibilitätsstörungen. Hieran ist erkennbar, dass eine Chemotherapie in der Lage ist, Krebszellen zu zerstören. Ist diese Zerstörung nicht vollständig möglich, ist der Sinn dieser Therapie, besonders bei älteren Menschen, deutlich zu hinterfragen. Die Wahrscheinlichkeit, dass ein Patient beispielsweise mit Magenkrebs innerhalb der ersten 5 Jahre trotz konventioneller Behandlung verstirbt, liegt bei über 65 Prozent (RKI 2017).

Es gibt bisher keine klinischen Daten, welche beschreiben, was passiert, wenn der Patient statt der 35 Prozent Überlebenschance mit Chemotherapie eine alternative Krebsbehandlung mit Weizengrassaft wählt. Kein Wissenschaftler hat dies bisher untersucht. Es gibt tausende Publikationen über Chemotherapie bei Magenkrebs, aber nicht eine zu Weizengrassaft bei Magenkrebs.

In der *Sunday World* gibt es einen Artikel „Ernte von Gold", mit zahlreichen Fotos. Danny McDonald (74 Jahre) aus Dunaff in Irland erfuhr vor 6 Jahren von seinen Ärzten, dass er schwer an **Magenkrebs** erkrankt ist. Die Mediziner teilten ihm mit, dass er nur noch 3 Monate zu leben hat und wenn er die Chemotherapie ablehnt, nur noch wenige Wochen. Er begann stattdessen, sein Wissen als Landwirt zu nutzen und bei sich im Haus Weizengras anzubauen und täglich bis 200 ml des frisch gepressten Grases zu trinken, weil er über eine positive Wirkung dieses Saftes gehört hatte. *„Einen Monat später waren die Schmerzen völlig verschwunden und ich wusste, dass ich auf dem Weg der Besserung war. Das Weizengras hat gewirkt. Ich hatte die richtige Entscheidung getroffen, den Rat der Ärzte abzulehnen"* (Jordan 2013).

Empfehlung 10

Vor- und Nachteile des Hippocrates Programms sind genau abzuwägen.

Das Hippocrates Programm benutzt viele rohe Pflanzen. Es gibt Wissenschaftler welche einen Zusammenhang zwischen pflanzenbetonter Ernährung und Krebsvorbeugung sehen (z.B. Rock et al. 2005, Landu et al. 2011, Le et al. 2014, Farvid et al. 2016). Inwieweit bereits bestehende Krebserkrankungen positiv beeinflusst werden könnten, beschreiben verschiedene Publikationen von Medizinern (z.B. Kunstmann 1938, Malten 1951, Gerson 1954, Zabel 1954 u. 1968, Tiegel 1957, Werkmeister 1972, Issels 1972 u. 1983). Die positive Wirkung von Weizengrassaft bei Krebserkrankungen ist in Studien wissenschaftlich fundiert belegt (z.B. Cassileth et al. 1991, Des et al 2006, Artamonva et al. 2008, Arya et al. 2011).

Der derzeitige Leiter des Hippocrates Institut (Florida, USA), Brian Clement, stellt das Ernährungsprogramm im Buch „Wunderlebensmittel" vor. Im Vorwort zum Buch schreibt der weltweit bekannte Ernährungswissenschaftler T. Colin Campbell (1934*), welcher hunderte Publikationen und Studien über Ernährung und Krankheitszusammenhänge veröffentlicht hat (Campbell et al. 1990, 1994, 1998, 2005):

„Reine, das heißt naturbelassene biologisch angebaute Nahrung ist unverzichtbar, wenn wir wirklich gesund sein wollen. Diese Überzeugung ist Frucht meiner nahezu fünfzigjährigen Forschungsarbeit auf den Gebieten der Ernährungswissenschaft...
Brian konnte in den drei Jahrzehnten, in denen er als Leiter des Hippocrates Health Institute tätig war, tagtäglich beobachten, welche Lebensmittel das menschliche Immunsystem wirksam stärken. Er hat mit Tausenden von Patienten gearbeitet, die unter allen nur erdenklichen Beeinträchtigungen ihrer Gesundheit litten...
Unter »vollwertigen Lebensmitteln« verstehe ich solche, die der Mensch im Laufe der Evolutionsgeschichte in seiner natürlichen Umwelt vorgefunden hat und die so die physiologische Reaktion des menschlichen Organismus auf Nahrung geprägt haben....
Vieles von dem, was wir in Bezug auf Gesundheit und Ernährung für

wahr halten, bedürfte eigentlich einer gründlicheren Überprüfung durch die Wissenschaft. In der Tat sind einige dieser viel zitierten »wissenschaftlich fundierten« Thesen schlicht falsch, manchmal sogar eine Gefahr für die öffentliche Gesundheit...
Wie Brian bin ich mir durchaus der Gefahren bewusst, die sich abseits der Hauptstraßen der Wissenschaft ergeben, noch gefährlicher allerdings scheint mir, nicht über den Tellerrand zu schauen...
Dr. T. Colin Campbell, Professor für Biochemie der Ernährung" (Clement 2012, S. 7-9).

Beschreibung
Das Hippocrates Programm (HP) besteht aus verschiedenen Anwendungskomplexen.

- Weizengrassaft
- lebendige Nahrung
- 1 Fastentag in der Woche mit 120 ml Weizengrassaft, bis 1,5 Liter grüner Gemüsesaft
- zwei Mal wöchentlich Lymphdrainage-Massage
- regelmäßig Darmspülungen und Einläufe
- täglich Ausdauertraining, danach 15 Minuten Fern-Infrarot-Sauna
- trinken von naturreinem Wasser
- natürliche Nahrungsergänzungsmittel
- positives Denken, seelische psychotherapeutische Heilung

Weizengrassaft: Es werden täglich früh und abends 60 ml frisch gepresst getrunken, 120 ml täglich.
Der Einsatz wird mit dem Vorhandensein von wissenschaftlichen Studien und positiven Erfahrungen begründet.

Lebendige Nahrung: Schwer Kranken (also Krebspatienten), wird für zwei Jahre eine vegane Rohkost empfohlen. Diese Empfehlung wird mit Studien (z.B. Geisbauer 1990) und persönlichen Erfahrungen begründet.

Fastentag nach dem Hippocrates Programm: Der Einsatz wird begründet mit den langen Erfahrungen von Hippocrates angefangen, bis in die Gegenwart. Säfte, weil der Körper nicht so geschwächt wird, ihn gleichzeitig nährt.

„Grundsätzlich ist Fasten jedem zu empfehlen. Ein paar Ausnahmen allerdings gibt es: Fasten Sie nicht, wenn Sie Probleme mit dem Blutzuckerspiegel haben oder wenn Sie sehr mager beziehungsweise körperlich oder seelisch geschwächt sind. Sollten Sie fasten wollen, besprechen Sie das zuerst mit Ihrem Arzt, einem Ernährungsberater oder einem Heilpraktiker" (Clement 2012, S. 73).

-- Vor dem Frühstück 60 ml Weizengrassaft.
-- Zum Frühstück 500 ml grüner Pflanzensaft (Gurke, Kürbis, Petersilie, Stangensellerie, Wasserkresse und Klee- und/oder Bockshornkleesprossen, Mungobohnen-, Sonnenblumen-, Zuckererbsensprossen).
-- Mittags 500 ml Sprossensaft, grüner Gemüsesaft oder eine Mischung aus grünem Saft, frischem Fruchtsaft und/oder reinem Wasser.
-- Abends 60 ml Weizengrassaft.
-- Zwischendurch 500 ml grüne Säfte oder stark verdünnter Fruchtsaft.

Lymphdrainagen: Zwei Mal wöchentlich wird eine Lymphdrainage-Massage empfohlen, besonders wichtig bei Patienten die sich im Mangelzustand befinden oder an Stress, flacher Atmung und zu wenig Bewegung leiden.
Die Behandlung wird mit Beobachtungen an 156 Personen begründet, welche durch die Anwendung der Massage bessere Leber- und Gallenwerte erreicht haben sollen.

Darmspülungen und Einläufe: Es werden regelmäßige Darmspülungen und Einläufe empfohlen. Die Einläufe haben Zusätze aus Weizengrassaft oder Algenzusätze und bleiben eine halbe Stunde im Darm.
Der Einsatz wird damit begründet, dass Mediziner bis in die 1940er Jahre hinein erfolgreich Einläufe anwendeten und dadurch sogar notwendige Operationen und andere gravierende Eingriffe abgewendet werden konnten.

Sport und Sauna: Körperliche Bewegung wird regelmäßig zur Gesundung empfohlen, danach 15 Minuten in einer Fern-Infrarot-Sauna.
Clement schreibt, dass anhand von Laboruntersuchungen eine Verringerung der chemischen Belastungen wie z.B. von Insektiziden und anderen chemischen Stoffen im Blut nachgewiesen werden konnte.

Nahrungsergänzungsmittel: Es werden Nahrungsergänzungsmittel aus naturbelassenen Lebensmitteln, Kräutern, Enzymen und anderen pflanzlichen Wirkstoffen empfohlen.
-- Blütenpollen
-- Blaualgen und Grünalgen
-- Vollwertige Nahrungsmittel aus Pflanzen
-- Flüssige ionisierte Mineralstoffe
-- Meeresalgen

Begündet wird es mit verschiedenen Publikationen und einer über 2-jährigen Studie am HP Institute mit 284 Personen, wo die Immunabwehrzellen um 26% zugenommen haben sollen, während die Vergleichsgruppe, welche das Hippocrates Programm ohne Nahrungsergänzungsmittel durchführte, nur 7% erreichte. *„Jeder Teilnehmer erhielt eine individuelle zusammengestellte Kombination von Nahrungsergänzungsmitteln"* (S. 93). (Kein Verweis auf eine Publikation hierzu.) Es werden auch noch weitere Studien angeführt. Eine Immunsystemsteigerung durch Blau-Grün-Algen ist aber durch Studien belegt (JMNF 2012).

Seelische Heilung: Das Denken auf das Positive auszurichten, eine insgesamt lebensbejahende Einstellung in Liebe und Freude zur Umwelt, ist ein wichtiger Bausteine im Hippocrates Programm zur Heilung des Körpers.

Gesundheitstipps: Täglich 20 bis 30 Minuten in die Sonne, frische Luft, viel Sauerstoff, reines Wasser trinken. *„Ernähren Sie sich vegan und mindestens zu 75 Prozent rohköstlisch (nach Volumen berechnet). Sprossen und grünes Gemüse bieten den ausgewogensten Nährstoffgehalt"*. 2 Mal täglich frische Mixgetränke aus Keimlingen grüner Gemüse. Er empfiehlt Grün- und Blaualgen, Chlorella und Spirulina,

Verzicht auf Salz, raffinierten Zucker, Auszugsmehle, Milchprodukte, Essig, erhitzte Öle, Gebratenes, Mikrowellenkost, Nahrungsmittel mit Konservierungsmitteln, Farbstoffen und Lebensmittelzusätzen (Clement 2012, S. 105).

Die nächsten 200 Seiten im Buch von Clement widmen sich weiteren Gesundheitstipps, Inhaltsstoffen einzelner Gemüse, Rohkostrezepten und Ähnlichem.

Erfahrungsberichte zu Krebs mit dem Hippocrates Programm.

Jo Olinky, Israel:
„Vor einem Jahr, als ich vierundfünfzig Jahre alt wurde, tastete ich einen Knoten in meinem Hals. Besorgt suchte ich einen erstklassigen Onkologen in Tel Aviv auf. Der diagnostizierte bei mir ein **Lymphom**, was mir einen gehörigen Schrecken einjagte. Mein Mann ist seit mehreren Jahrzehnten Vegetarier und lebt nach dem Hippocrates-Programm... So folgte ich seinem Beispiel... Acht Wochen nach der schockierenden Diagnose hatte ich einen neuen Termin für eine Kontroll-Computertomografie. Als der Arzt die Aufnahme studiert hatte, sah er mich nur an und meinte: *»Was haben Sie denn bloß gemacht?«* Mein Lymphom war ganz und gar verschwunden... Heute liegt diese schwierige Zeit gut ein Jahr zurück. Ich lebe noch immer nach dem Hippocrates Programm. Meine letzte CT war genau wie die vorige – klar wie ein Sommerhimmel“ (ebd. S. 55).

Bonnie Lovett, West Palm Beach, Florida:
„Meine Geschichte beginnt im Jahr 2004, als eine Computertomografie ergab, dass ich eine **große Geschwulst in der rechten Gehirnhälfte** hatte... Er (der Onkologe) wollte eine Biopsie von meinem Tumor machen, doch mein Mann Stuart meinte, er werde dies auf keinen Fall erlauben. Damit entließ man mich aus dem *St. Mary's Hospital*.
Damals hatte ich schon Schwierigkeiten beim Sprechen und schreckliche Kopfschmerzen. Ich konnte kaum noch gehen, ich sah immer verschwommener. Schreiben konnte ich auch nicht mehr. Meine gesamten motorischen Fähigkeiten verschlechterten sich zunehmend. Meine Blase konnte ich nicht mehr kontrollieren.

Angesichts dieser schwierigen Situation suchten mein Mann und ich nach alternativen Heilmethoden. Da ich schnellstens Hilfe brauchte, riefen wir sofort im *Hippocrates Institute* an. Wir sprachen mit dem Leiter Dr. Brian Clement. Wir wussten, dass ich operiert werden musste, sobald ich einen Arzt gefunden hatte, der die Operation durchführen konnte. Dr. Clement bat mich inständig, meine Ernährung sofort umzustellen. Schluss mit dem leckeren Kaffee mit Haselnusssirup, kein Zucker, kein Weißmehl, ganz wenig Obst, kein Fleisch, kein Huhn, kein Fisch. Nur rohe, lebendige Nahrung, Unmengen von Weizengrassaft, grüne Säfte, Sprossen und reines Wasser mit Zitronensaft. Für mich war das eine große Umstellung, doch ich aß buchstäblich um mein Leben.

Einige Monate später wurde ich am *National Institute of Health* in Bethesda, Maryland, operiert. Die Operation dauerte sieben Stunden, und ich verlor dabei einige Liter Blut. Mein atypisches Meningeom war fast so groß wie eine Grapefruit. Ich brauchte einige Tage, um mich zu erholen: fünf Tage im Krankenhaus, zwei weitere zu Hause.

Als mein Mann mich vom Krankenhaus abholte, fuhren wir an einem Haushaltwarenladen vorbei. Dort kaufte er einen guten Mixer, damit ich Weizengrassaft und meine grünen Säfte machen konnte. Ich begann, Sprossen zu kaufen, und dann auch selbst zu ziehen.

Zwei Monate später fühlte ich mich plötzlich wieder sehr müde. Auch die Kopfschmerzen kehrten zurück. Also ließ ich eine Magnetresonanztomografie machen: Wieder hatte ich zwei kleine Tumoren im Gehirn. Also flogen mein Mann und ich erneut ins *National Institute of Health*. Bei der MRT dort wurde ein Tumor lokalisiert.

Da die Geschwulst bösartig war, sollte ich mich augenblicklich einer Bestrahlungstherapie unterziehen: sechs Wochen lang täglich. Ich wusste, was die Bestrahlung bedeutete: In etwa fünf bis fünfundzwanzig Jahren würde sich wieder irgendwo in meinem Körper ein Tumor bilden. Stuart und ich waren uns einig: Wir würden es zuerst auf andere Weise probieren. Nach meiner Operation hatte ich streng nach dem *Hippocrates*-Programm gelebt, aber mit der Zeit hatte ich es wieder ein wenig lockerer gesehen: meine Säfte nicht mehr zubereitet und wieder öfter Lebensmittel gegessen, die mir nicht wirklich guttaten.

Wir sprachen noch einmal mit Dr. Clement. Er empfahl mir, einige Dinge ganz wegzulassen: Obst, Karotten, Milchprodukte – und vor

allem Zucker. Dann frage er mich, ob ich ein Bügelbrett besäße. »Ja, warum?«, fragte ich zurück. Er bat mich, das Bügelbrett am Sofa anzulehnen, mich auf den Boden zu legen und 2-mal täglich 15 Minuten lang auf diese Weise die Füße hochzulegen, sodass das Blut ins Gehirn strömen und dort den Heilprozess unterstützen könnte... Außerdem ging ich zwei Monate lang regelmäßig zur Akupunktur. Ich nahm ausgesprochen wirksame chinesischen Heilkräuter zu mir, trug ein Magnetband um den Kopf, trank grüne Säfte und Weizengrassaft und aß mehrmals täglich Unmengen von Sprossen und andere Rohköstlichkeiten.
Im November 2005, eine Woche bevor die Bestrahlung beginnen sollte, hatte ich das Gefühl, das Ganze gar nicht zu brauchen. Ich suchte meinen Neurochirurgen auf und bat ihn um eine zusätzliche MRT. Wenn es sich als nötig herausstellen sollte, so meinte ich, würde ich mich sofort der Bestrahlung unterziehen. Mein Wunsch wurde erfüllt. Er machte also die MRT, und ich behielt recht: kein Tumor, kein Blutgerinnsel, keine Blutungen. Die Ärzte konnten dazu nur eines sagen: Bestrahlung ist nicht nötig! Im Mai 2006 ging ich dann zur üblichen Nachsorgeuntersuchung, die einmal im Quartal stattfand, ins *National Institute of Health*. Wieder wurde eine MRT gemacht. Das Meningeom war verschwunden“ (ebd. S. 125).

Brian Touw, Bloomingdale, New Jersey:
„Als ich acht Jahre alt war, hatte ich einen Milzriss. Die Ärzte mussten die Milz vollständig entfernen. Dabei schnitten sie auch einen Teil des Darms heraus. In meiner Kindheit hatte ich daher immer wieder mit schweren Erkältungen und grippalen Infekten zu kämpfen. Später verlor ich dann auch mein Hörvermögen auf dem linken Ohr.
Als Erwachsener hatte ich ebenfalls immer mit Infektionen zu kämpfen. Kurz nach meiner Hochzeit zum Beispiel erkrankte ich an spinaler Meningitis und starb fast daran. Überall am Körper hatte ich wunde Stellen. Ich litt unter hohem Blutdruck, einem zu hohen Cholesterinspiegel und Osteo-Arthritis. Nacken, Schulter und Arme schmerzten ständig.
Im März 2003 hatte ich einen Grand Mal, einen schweren epileptischen Anfall. Als ich daraufhin eine Computertomografie machen ließ, entdeckte man einen großen **Tumor in meinem Gehirn**, an einer Stelle, an der man nicht operieren konnte. Der Tumor war mit dem

Gehirngewebe verwachsen. Mein Arzt meinte, man müsse ihn weiterwachsen lassen, bis man sichergehen könnte, dass bei der Operation mindestens 70 Prozent des Tumors entfernt werden könnten. Wenn ich das überleben würde, würde ich Strahlen- und Chemotherapie benötigen.
Ich konnte nicht mehr arbeiten und nicht mehr mit meinen Kindern spielen. Tag für Tag schlief ich achtzehn bis zwanzig Stunden lang. Dann erzählte mir ein Freund vom *Hippocrates Institute*, das ihm und seine Mutter sehr geholfen hatte. Also schickten meine Eltern mich dorthin. Obwohl es mir schwerfiel, hielt ich mich an das Programm und blieb auch später dabei. Es veränderte mein Leben von Grund auf. All das Chaos, das mein Leben bestimmt hatte – der hohe Blutdruck, das Cholesterin, die Schmerzen, mein Tumor – verschwanden entweder ganz oder ließ doch merklich nach. Meine letzte Magnetresonanztomografie zeigte, dass sich im Inneren meines Tumors zwei tote Stellen gebildet hatten und die Schwellung ganz zurückgegangen war" (ebd. S. 103).

Alice Stern, West Palm Beach, Florida:
„Meine ganz persönliche Hölle begann mit den Worten: »*Sie haben einen inoperablen Tumor. Sie werden entweder Ihr Bein verlieren oder Ihr Leben!*« Ausgesprochen hat sie mein Onkologe, der erfolglos versucht hat, den **Tumor in meinem linken Knie** zu entfernen. »*Ich kann nicht garantieren, dass Sie nach der Amputation weiterleben werden*« fuhr er fort. »*Aber zumindest haben Sie eine kleine Chance.*« ... Ich entschloss mich zu einer hyperthermen isolierten Zytostatikaperfusion, einer Art lokaler und besonders starken Chemotherapie. Die Behandlung selbst war schon aufreibend, doch am schlimmsten war, dass der operierende Onkologe ohne zu fragen alle Lymphknoten in der linken Leiste entfernt hatte... Durch die schlecht gelegte Drainage in meinem Bein bekam ich auch noch eine lebensbedrohliche Infektion. Wieder musste ich ins Krankenhaus. Mein Zustand verschlechterte sich. Ich glaube, ich war dem Tode nahe. Schließlich entschied ich mich dazu, alle Medikamente abzusetzen.... Nun suchten mein Mann und ich einen Ort, an dem ich mich erholen konnte – ohne weiter vergiftet zu werden. Da entdeckten wir das *Hippocrates Institute*. Wir meldeten uns für einen der Kurse an, und ich hielt mich an das Programm – peinlich genau. Auch nachdem wir das *Hippo-*

crates Institute verlassen hatten, ernährten wir uns weiter rohköstlisch und vegan. Nach einem Jahr ergab die Magnetresonanztomografie, dass das Sarkom in meinem Knie von 42 auf 27 Millimeter geschrumpft war. Vor allem aber hatte es sich von den Blutgefäßen, Nerven und Geweben der Umgebung vollkommen abgekapselt. Der Arzt reichte meinem Mann die Aufnahme, dreht sich zu mir um und sagte: »*Gratuliere!*« ....
Meine letzte MRT machte ich im November 2011. Der Tumor war um 90 Prozent geschrumpft. Mein Immunsystem, das sich so gut erholt hatte, wurde nun offensichtlich mit ihm fertig. Der Radiologe, der 1996 die erste Aufnahme gemacht hatte und sie mit der letzten verglich, meinte, er habe so etwas in seiner fünfundzwanzigjährigen Laufbahn noch nicht erlebt. Auch der Chefarzt der Onkologie war mehr als erstaunt. Nicht nur darüber, dass ich mein Bein behalten hätte, sondern auch darüber, dass sich der Tumor so weit zurückgebildet hat" (ebd. S. 99).

Juanita Gonzales, West Palm Beach, Florida:
„Als ich zweiundvierzig Jahre alt war, wurde bei mir ein **multiples Myelom** im Anfangsstadium festgestellt. Ein Myelom ist eine Krebserkrankung des Knochenmarks, bei der sich Plasmazellen bösartig vermehren. Plasmazellen sind ein wichtiger Teil des Immunsystems, da sie Antikörper produzieren, die Infektionen bekämpfen. Ein multiples Myelom bedeutet auch immer ein geschwächtes Immunsystem.
Früher war das eine Krankheit, die nur ältere Menschen bekamen. Heute werden multiple Myelome immer öfter auch bei jüngeren Menschen diagnostiziert...
Meine Ärztin meinte, wir müssten die Entwicklung der Krankheit sorgfältig überwachen. Irgendwann würde ich eine Chemotherapie und eine Knochenmarktransplantation brauchen... Ich begann, nach Alternativen zu suchen... Eines Tages, als ich gerade auf dem Weg zum Naturkostladen war, rammte eine Dame auf dem Parkplatz mein Auto... Als sie mir ihre Karte gab, sah ich, dass sie für das *Hippocrates Institute* arbeitete. So lernte ich die Rohkost-Klinik kennen. Kurz darauf nahm ich an einem Kurs teil und begann, mich entsprechend zu ernähren.
2002 ließ ich auf Anraten meines Hämatologen eine Knochen-

marksbiopsie vornehmen. Im schriftlichen Befund stand: »*Die Untersuchung des Knochenmarks zeigte keine Anzeichen eines multiplen Myeloms und keinerlei immunspezifische Beeinträchtigung*«" (ebd. S. 87).

„*Die mit Rohkost vorliegenden Erfahrungsberichte in der Krebsbehandlung bestätigen die Ansicht von Canzler (1934), der zufolge die Ernährungstherapie des Krebskranken nicht nebensächlich ist und so wie alle anderen Therapiemaßnahmen einer sorgfältigen und individuellen Planung bedarf*" (Semler 2012, S. 200).

Einschätzung

Über die Wirkung oder Nichtwirkung vom Hippocrates Programm als antitumorale Therapie kann derzeit keine wissenschaftlich fundierte Aussage getätigt werden, weil keine klinischen Daten vorhanden sind. Es wurden bisher keine Studien durchgeführt, welche diese Anwendungsform klinisch untersucht haben. Eine positive Wirkung von Weizengrassaft ist in der Krebsbehandlung in Studien nachgewiesen. Die Erfahrungsberichte benötigen eine wissenschaftliche Überprüfung. Deshalb wird die Anwendung des Hippocrates-Programms unter klinischer Beobachtung empfohlen.

Empfehlung 11

Vor- und Nachteile der Gerson-Therapie sind genau abzuwägen.

Dr. med. Max Bernhard Gerson (1881-1959) litt von Jugend an unter schmerzhaften Migräneanfällen (Semler 2006, S. 66-72). Er begann 1901 mit seinem Medizinstudium, welches er in Breslau, Würzburg, Berlin und Freiburg durchführte. Gerson suchte während seines Studiums nach Hilfe für sein Leiden. Die in der medizinischen Literatur empfohlenen Mittel brachten aber nur vorrübergehende Linderung. In einem Artikel eines Arztes las er 1907 über einen Zusammenhang von Migränebeschwerden und Ernährung. Gerson begann daraufhin Selbstversuche zu unternehmen, wobei Obst und ohne Kochsalz zubereitetes Gemüse den ersehnten Erfolg brachten. Nach zwei Jahren wusste er, wie seine Migräne durch Einhaltung bestimmter Ernährungsrichtlinien zu beherrschen war. Die Rückkehr zur *„Normalkost"* war stets mit Verschlimmerung verbunden. (Gerson 1929b). Im Jahre 1918 setzte er seine „Migräne-Diät" bei Patienten ein, welche unter Migräne und anderen nervösen Erkrankungen litten. Anfang der 1920er Jahre beobachte Gerson, dass bei Patienten, welche er mit der Diättherapie gegen Migräne behandelte, auch andere Krankheiten heilten, welche diese Patienten zusätzlich hatten. Es waren darunter auch Fälle von Hauttuberkulose (v.a. Lupus vulgaris), welche zur damaligen Zeit als unheilbar bezeichnet wurden (Buholzer 2002, S. 17).
„Der von Gerson verschriebene Diätplan verbietet Rauchen, Alkohol, Kaffee, Tee, Kochsalz, Zucker, Kakao, Konserven jeder Art, Käse, geräuchertes oder gewürztes Fleisch, Wurst, Schinken, Speck, usw. und empfiehlt eine reichliche Zufuhr von Obst, grünen Salaten, Gemüse, Rohmilch und Kartoffeln" (Semler 2006, S. 67). Im Jahre 1926 begann er tierische Nahrung stark zu reduzieren, ab 1929 fügte er große Mengen an frisch gepressten Gemüse- und Obstsäften hinzu (Gerson 1929).
Neben Migräne, Lupus und Knochentuberkulose, sah er Erfolge bei Morbus Basedow, Leber- und Gallenerkrankungen, Magen-Darm-Krankheiten, Adipositas, Hypertrophie und Herz-Kreislauf-Krankheiten (Gerson 1929). In einigen Fällen war eine jahrelange Durchführung der Diät notwendig, um zum Erfolg zu gelangen (Gerson

1932). Ferdinand Sauerbruch (1875-1951) und Gerson trafen sich 1924. Ab 1925 begannen Sauerbruch und Mitarbeiter die Gerson-Therapie bei Tuberkulosekranken zu überprüfen. Es kam zu sehr erfreulichen Verbesserungen, auch bei sehr schwer an Tuberkulose erkrankten Patienten, durch die ausschließliche Ernährungsbehandlung. Insgesamt konnten bei 450 Patienten 446 Heilerfolge beobachtet werden. Diese Erfolge wurden in der Gießener Lupusheilstätte von Albert Jesionek (1870-1935) bestätigt. Die Wirksamkeit von Gersons Diätbehandlung wurde 1930 bei Knochen-, Gelenks- und Hauttuberkulose als zweifelsfrei nachgewiesen anerkannt (Ausschuss des Preußischen Landesgesundheitsrats 1930).
Gerson leitete ab 1929 ein Sanatorium in Kassel mit 150 Betten, wo er weiter Erfahrungen mit der Ernährungstherapie sammelte. Ende der 1920er Jahre sprach er in Fällen von Migräne, Multipler Sklerose, Arthritis deformans, Epilepsie und diversen Hautkrankheiten von einer „erprobten Behandlungsmethode“ (Gerson 1930). Im Februar 1932 ging Gerson nach Berlin, um seine Erfolge bei der Lungentuberkulose wissenschaftlich zu dokumentieren. Im April 1933 fuhr Gerson nach Wien, um sich dort mit einem angesehenen Röntgenologen zu treffen und blieb aufgrund des Nazi-Regimes. Er übernahm die Leitung eines Sanatoriums und legte 1934 das umfangreiche Buch „Diättherapie der Lungentuberkulose“ vor (Gerson 1934).
Im Jahr 1936 ging Gerson in die USA, und widmete sich der Diätbehandlung von Krebskranken. Damit hatte er zuvor in Einzelfällen gute Ergebnisse erzielt (Strauß und Marianacci 2002).
Das erste Mal beobachtete Gerson 1928 seine Diät bei einem Krebspatienten. Eine krebskranke Frau, deren Gallengang von Krebs befallen und bereits operiert war, rief ihn zu sich. Gerson teile der Frau mit, dass er leider nichts für sie tun kann, da er keine Erfahrung auf diesem Gebiet besitze. Die Frau bestand eindringlich auf eine Behandlung, da sie seine Heilerfolge bei Tuberkulose- und Arthritisfällen gesehen hatte. Gerson bekam von der Frau, auf ihren Vorschlag hin, schriftlich eine Bestätigung, dass die Patientin trotz ablehnender Haltung des Arztes die Behandlung ausdrücklich wünscht, und er keine Verantwortung für den Ausgang der Therapie übernimmt. Er wendete die gleiche Diät an, mit welcher er auch Tuberkulose heilen konnte. Der Frau ging es sechs Monate später sehr gut. Es folgten in dieser Zeit noch zwei Fälle, welche erfolgreich verliefen. Während der

Zeit in Wien 1934, behandelte er sechs Fälle erfolglos, was seiner Meinung nach an der mangelhaften Durchführung der Diät lag. Im Jahre 1935 konnte er drei Krebskranke erfolgreich behandeln. Erstmals publizierte Gerson 1945 seine ernährungstherapeutischen Erfahrungen von zehn Krebskranken.

„Im Juli 1946 wurde Gerson zur Anhörung vor ein Senatskomitee über Probleme der Krebsforschung in Washington vorgeladen. Dort stellt er fünf seiner Krebspatienten vor, die sehr günstig auf seine Therapie angesprochen hatten. Zudem wurden die Briefe von fünf unabhängigen Ärzten vorgelesen, die alle von sehr günstigen Ergebnissen mit der Gerson-Therapie bei Krebs berichteten und vorschlugen, dass die Forschung diesen vielversprechenden therapeutischen Ansatz weiterverfolgen solle (Haught 1991, S. 47-87). Eine dafür notwendige kontrollierte klinische Studie ist aber seitdem nicht durchgeführt worden (Kasper 1983)" (Semler 2006, S. 71).

Die American Medical Association nahm im selben Jahr offiziell Stellung zur Gerson-Therapie und sprach ihr jegliche therapeutische Wirksamkeit ab (Fishbein 1946). In einer erneuten Stellungnahme im Jahre 1949 wurde Gersons Diät als Betrug bezeichnet. Seine Vorstellung, dass die Ernährung irgendeinen spezifischen Einfluss auf die Entstehung oder den Verlauf einer Krebserkrankung habe, sei falsch (Council on Pharmacy and Chemistry 1949, Ward 1988/89).

Gerson wurde im Laufe der Jahre immer mehr zur Anlaufstelle zahlreicher Endfälle ("terminal cases") von Krebs. Mehr als 90% seiner Patienten waren erfolglos durch die übliche Therapie behandelt wurden. Gerson schreibt, dass er 42% Erfolg bei diesen fortgeschrittenen Fällen verbuchen konnte. Wichtig sei, die Funktion der Leber wieder herzustellen. Gerson wurde 1956 suspendiert und starb 1959. Die Food and Drug Administration (FDA) hat in den USA die Anwendung der Gerson-Therapie gegen Migräne, Tuberkulose, Hauterkrankungen, Krebs, Magen-Darm-Erkrankungen, Adipositas und allen weiteren Krankheiten nicht genehmigt. Ein Arzt der trotz Verbot die Gerson-Therapie etwa bei einem Hautleiden (z.B. Lupus vulgaris) anwendet, muss in diesem Land mit empfindlicher Geld- und Gefängnisstrafe rechnen (FDA 2017).

Die Ernährungstherapie nach Gerson wird deshalb heute an der Grenze zu den USA, in Tijuana/Mexiko durchgeführt.

Beschreibung
Gersons Absicht besteht darin, den kranken Stoffwechsel wieder aufzubauen, wobei es ihm sehr wichtig ist, die Leber zu regenerieren. Die Wiederherstellung der Leberfunktion ist für ihn der entscheidende Schritt zur Krebsheilung. Deshalb ist ihm eine Therapie wichtig, die aktiven Einfluss auf die Regeneration der Leber nimmt.

Die Behandlung bezieht sich auf eine Diät, die sich vor allem durch Salzlosigkeit und Eiweißarmut auszeichnet, wobei Nahrung gegessen wird, die wenig Natrium und viel Kalium enthält, also viele rohe Früchte und Gemüse. Letztgenanntes wird auch gedämpft. Er hat eine lange Liste von verbotenen Produkten während der ganzen 18-monatigen Therapiezeit, das sind beispielsweise: Alkohol, Kochsalz, Meersalz, Süßigkeiten, weißer Zucker, scharfe Gewürze, alle Weißmehlprodukte, jegliche konservierte Säfte und Nahrung, zuckerhaltige Produkte, tierische Fette, Nüsse, Pilze, Sojaprodukte und vieles mehr.

Säfte: Es darf kein Wasser getrunken werden, damit die Aufnahmefähigkeit für seinen täglich 1 Glas frisch gepressten Orangensaft, 5 Gläser frisch gepressten Bio-Apfel-Karottensaft und 4 Gläser frisch gepressten Bio-Grünblättersaft und den frisch gepressten rohen Bio-Kalbslebersaft mit Bio-Karotte immer gut möglich ist.
Jeder abgestandene „frisch“ gepresste Saft, d.h. älter als 20 Minuten, oder gar konservierter Saft, verfehlt die Wirkung. Diese Giftfreiheit, hohe Bodenqualität und frische, enzymerhaltende Pressung der Gemüse, ist Gerson sehr, sehr wichtig.
Der rohe Kalbslebersaft wird heute nicht mehr angewendet, weil es Probleme mit Campylobacter-Bakterien gegeben hat. Stattdessen werden heute für jedes Glas 200-500 mg getrocknete Lebertabletten und 2 Tabletten Spirulina eingesetzt.

Es werden Medikamente unter spezieller Dosierung, Bedingung und Vorgabe eingesetzt, was man alles in seinem Buch nachlesen kann. So zum Beispiel 10% Kaliumlösung, Vitamin B12, Jod, Thyroid, 2 Esslöffel geschlagenes Leinöl (um hohen Cholesterinspiegel bei Krebskranken und Arteriosklerosepatienten zu senken), Niacin, Lugol´sche Lösung und einige weitere unterstützende Mittel. Mit der Medikamentengabe ist Gerson äußerst vorsichtig. Mehrfach schreibt er, dass er Patienten durch selbst kleine Fehler verloren hat. Seine ganz speziellen Erkenntnisse, was wirklich der Entgiftung hilft, hat er über Jahre herausexperimentiert. Mit Vitamin B12 hat er beispielsweise gute Erfahrungen gemacht. Bei allen anderen Vitaminen, etwa A, D, E oder Kalzium, Hormonen, Cortison, Adrenalin, Leberanregungsmitteln und Ähnlichem wurden extrem negative Erfahrungen gesammelt – sie haben den Organismus belastet, die Leber ausgepowert. Der Patient fühlte sich anfangs bedeutend besser, aber der Tod kam Monate später. *„Bei meinen klinischen Erfahrungen habe ich gelernt, dass es nicht angängig ist, nur die eine oder die andere Substanz zuzuführen, sondern, dass wir zu gleicher Zeit die Aufnahme der Eiweißstoffe, der Fette, der Vitamine, der Hormone und der Enzyme regulieren müssen, die überall im Körper zusammenzuwirken haben, damit allenthalben die natürlichen Kräfte aktiviert werden können"* (Gerson 1993, S. 67).

Ein weiterer Therapieschwerpunkt seiner Behandlung sind die Dickdarmeinläufe: Kamillen-, Kaffee-, Rizinusöl- und Grünblättereinläufe. *„Um die Einläufe möglichst wirksam zu machen, soll der Patient auf der rechten Seite und mit angezogenen Knien liegen, und langsam und tief atmen, um die größte Menge der Flüssigkeit in alle Teile des Dickdarms hineinlaufen zu lassen. Der Einlauf soll möglichst 10 bis 15 Minuten zurückgehalten werden. Unsere Untersuchungen haben gezeigt, dass fast der ganze Koffeingehalt der Einläufe in 10 bis 12 Minuten aufgesaugt ist. Er wird durch die obere Hämorrhoidalvenen direkt in die Portalvene geleitet und von dort in die Leber. Nach den Experimenten von O. E. Meyer und Heubner (Universität Göttingen) ist es nicht sicher, ob das Koffein die Leberzellen direkt reizt oder indirekt auf dem Wege über das viscerale Nervensystem auf sie wirkt. In jedem Fall ist das Resultat eine erhöhte Gallenproduktion, eine Öffnung der Gallengänge und ein stärkerer Gallenfluss. Zu Beginn der Behandlung und während der Reaktionsphasen enthält die Galle reichlich gelöste Gifte, die öfter zu Darmkrämpfen, Übelkeit und galligem Erbrechen führen. In diesen Fällen sind große Mengen Pfefferminztee nötig, um die Galle aus dem Magen zu waschen. Einige Kranke mit intensiven Schmerzen, nervösen Spannungen und Depressionen verlangten noch häufiger nach Einläufen, da sie ihnen gegen die Krämpfe im Magen-Darmkanal und gegen den Druck und* *die Spannungen helfen, wie sie bei dem Entzug der schmerzbetäubenden Mittel entstehen"* (ebd. S. 87).

„Der erste und wichtigste Schritt ist die Entgiftung... Wir begannen mit einigen Einläufen verschiedener Art. Ich fand heraus, dass der Kaffee-Einlauf, den Prof. O. A. Meyer zum erstenmal angewandte, am besten geeignet ist. Meyer kam auf diese Idee, als Professor Heubner eine Koffeinlösung ins Rektum von Tieren einführte. Er beobachtete, dass sie die Gallengänge öffneten, so dass mehr fließen könnte. Das hielt ich für sehr wichtig, ich entwickelte Kaffee-Einläufe. Wir nahmen drei gehäufte Esslöffel gemahlenen Kaffee auf einen Liter Wasser, ließen es drei Minuten kochen und danach 10 bis 20 Minuten sieden, und verabreichten es dann bei Körpertemperatur.
Die Patienten berichteten, dass ihnen diese Einläufe guttaten. Die Schmerzen verschwanden, obwohl wir auch auf Beruhigungsmittel verzichten mussten, um eine Entgiftung zu erreichen. Ich erkannte, dass es unmöglich ist, einerseits den Körper zu entgiften und ihm andererseits Medikamente und Gifte zuzuführen, zum Beispiel Beruhigungsmittel wie Demerol, Codein, Morphin, Scopolamin usw. Ein Patient berichtete, er habe aller zwei Stunden ein Grain Codein eingenommen und Morphininjektionen erhalten - wie könnte man diese Mittel absetzen? Ich erklärte ihm, Kaffee-Einläufe seien das beste Beruhigungsmittel. Bald mußte er mir recht geben. Manche Patienten, die starke Schmerzen hatten, nahmen Kaffee-Einläufe nicht alle vier Stunden, wie ich es verordnet hatte, sondern alle zwei Stunden. Aber auf Beruhigungsmittel verzichteten sie.
Nach wenigen Tagen hatten sie nur noch leichte Schmerzen, fast keine mehr. Ich kann Ihnen ein Beispiel geben. Vor nicht allzu langer Zeit suchte mich eine Dame auf. Sie hatte Gebärmutterhalskrebs und zwei große Tumore im Uterusbereich. Der Gebärmutterhals war ein großer, neurotischer, Blut und Eiter absondernder Krater, und die arme Frau konnte nicht mehr sitzen. Der Krebs war inoperabel. Man hatte sie mit Röntgenstrahlen behandelt, und sie erbrach alles, was sie aß. Sie konnte nicht mehr liegen. Sie konnte nicht sitzen. Sie ging Tag und Nacht hin und her. Als sie in meine Klinik kam, sagte der Klinikdirektor: »Herr Doktor, wir können sie nicht hierbehalten. Dieses unaufhörliche Stöhnen und Gehen bringen die anderen Patienten um den Schlaf.« Nach vier Tagen konnte sie ohne Beruhigungsmittel

schlafen. Das Sedativum hatte ihr ohnehin nicht viel geholfen, es hatte etwa eine halbe Stunde gewirkt. Nach acht bis zehn Tagen hatte sie nur einen Wunsch: auf den Einlauf um drei oder vier Uhr morgens zu verzichten. Patienten, bei denen es große Tumormassen aufzulösen gibt, wecken wir jede Nacht mit einem Wecker auf, weil sie sonst durch die Absorption dieser Tumorsubstanz vergiftet werden. Wenn wir ihnen nur einen oder drei Einläufe geben, sterben sie an Vergiftung. Als Arzt hatte ich nicht das Recht, den Körper zur Absorption dieser Tumormassen zu veranlassen und ihn dann nicht ausreichend zu entgiften. Diese Patienten erlitten ein Leberkoma. Autopsien zeigten, dass die Leber vergiftet war. Aus diesen tragischen Fällen lernte ich, dass man die Patienten nicht genug entgiften kann. Darum erlaubte ich dieser Frau eine Nacht lang sieben Stunden zu schlafen - aber nur für eine Nacht. Mehr durfte ich nicht riskieren! Wenn ich diesen Patienten ihre nächtlichen Einläufe vorenthielt, waren sie am Morgen schläfrig und nur bei halbem Bewusstsein. Die Schwestern bestätigten das und berichteten mir, die Patienten bräuchten mehrere Einläufe, bis sie erneut entgiftet seien. Ich kann nicht oft genug wiederholen, wie wichtig die Entgiftung ist. Sogar die vielen Einläufe waren nicht genug! Ich musste den Patienten auch Rizinusöl zu trinken geben und ihnen jeden zweiten Tag einen Rizinusöl-Einlauf verabreichen, zumindest in der ersten Woche. Nach zwei Wochen hätten Sie diese Patienten nicht wiedererkannt! Sie waren auf einer Trage gekommen, und jetzt gingen sie umher. Sie hatten Appetit. Sie nahmen zu, und die Tumore nahmen ab" (ebd. S. 494).

Einschätzung

Um etwas als Betrug (Council on Pharmacy and Chemistry 1949) bei allen Erkrankungen einzustufen, ist in diesem Fall ein wissenschaftlicher Studienbeweis notwendig, da es sich um einen Arzt handelt, der über viele Jahre klinische Erfahrungen besaß, zahlreiche Publikationen zum Thema veröffentlicht hat und seine Heilerfolge bei einigen Krankheiten als zweifelsfrei erwiesen in Deutschland anerkannt sind (Ausschuss des Preußischen Landesgesundheitsrats 1930).
Das Verbot der Gerson-Therapie bei allen Krankheiten in den USA scheint monopolgesteuert. Da kein wissenschaftlicher Gegenbeweis vorgelegt wird, ist die Beurteilung der Ernährungstherapie nach Gerson durch die FDA als wissenschaftlich bedeutungslos einzustufen

und eine Rehabilitation von Gerson notwendig. Außerhalb der USA, in Deutschland und allen anderen Ländern ist die Gerson-Therapie genehmigt.

Es liegen derzeit zu wenig klinische Daten vor, um eine wissenschaftlich fundierte Aussage über die Wirkung oder Nichtwirkung der Gerson-Therapie bei Krebs zu tätigen.

Bei einer Nachuntersuchung von 6 Fallbeispielen kam es zu einem krankheitsfreien Langzeitüberlebenden mit malignem Melanom (Molassiotis und Peat 2007).

„Die von Gerson entwickelte und noch heute in der Gerson-Klinik in Tijuana/Mexiko praktizierte Ernährungstherapie bei Krebs wurde bislang ebenfalls durch keine Studie überprüft (Kogut 2001). Die von der Gerson-Klinik angegebene Remissionsrate von 42% bei Endfällen von Krebs (Gerson und Walker 2001, S. 2-4) konnte demzufolge bislang weder verifiziert noch falsifiziert werden. Eine retrospektive Studie zur Überlebensrate von Melanompatienten zeigt, dass sich die Gerson-Therapie günstig auf die zu erwartende Lebensdauer auswirken kann (Hildebrand et al. 1995). Peter Lecher und Leo Kronberger beschäftigten sich an der Onkologischen Ambulanz der II. Chirurgischen Abteilung am Landeskrankenhaus in Graz sechs Jahre lang mit einer modifizierten Form der Gerson-Therapie als adjuvante Behandlung (Lechner 1983, Tab. 6). Sie beobachteten, dass ernährungstherapeutisch geführte Patienten im besseren Allgemeinzustand und weniger komplikationsgefährdet sind, sowie Radio- bzw. Chemotherapie besser tolerieren.
Als Ergebnis ihrer diättherapeutischen Versuche führen Lechner und Kronberger u.a. folgende Punkte an: 1. Die für das fortgeschrittene Krankheitsstadium obligate Tumorkachexie kann in der Mehrzahl der Fälle verhindert oder zumindest deutlich hinausgezögert werden., 2. Subjektive und objektive Nebenwirkungen einer Bestrahlungs- oder antineoplastischen Chemotherapie sind geringer ausgeprägt., 3. Der Bedarf an Analgetika und Psychopharmaka ist bei Diätpatienten deutlich geringer (Lechner und Kronberger 1990).
Lechner und Kronberger halten die Ernährungstherapie bei Krebs für wichtig. Diesbezügliche Studien sollten ihren Nutzen als adjuvate

Therapie prüfen (Kronberger 2004, Lechner 2004). Reed et al. (1990) bestätigen den auffallend geringen Bedarf an Analgetika selbst bei schwer Krebskranken unter Anwendung der Gerson-Therapie. Den Nutzen des Einsatzes von Säften in der Krebstherapie bestätigt Kunstmann (1938). Er berichtet von guten Erfolgen in der Behandlung von Leukämie mit frisch gepressten Gemüse- und Obstsäften (500 bis 1000 ml Saft/d). Rudolf Plohberger (1913-1993), ehemaliger Chefarzt der internen Abteilung und ärztlicher Leiter am Krankenhaus Hainburg in Niederösterreich, setzte die Gerson-Therpie jahrelang erfolgreich in der von ihm eingerichteten onkologischen stationären Abteilung ein (Plohberger o.J., 1990a, b).
Dem Veterinärmediziner Ian Gawler (1951) wurde 1975 aufgrund eines osteogenen Sarkoms sein rechtes Bein amputiert. Nachdem es bald zur Neubildung des Krebses kam, schätzte der betreuende Arzt seine Lebenserwartung auf zwei bis drei Wochen ein (Meares 1978). Gawler stieß auf die Gerson-Therapie, die er kurze Zeit konsequent durchführte. Im Zuge weiterer Recherchen und persönlicher Erfahrungen entwickelte er in Anlehnung an Gersons Diät eine Ernährungsform, die er heute Krebskranken empfiehlt. Diese enthält wenig Fett und Protein, keinen Zucker und keine raffinierten Nahrungsmittel und besteht vorrangig aus Gemüse, Obst und Getreide (Gawler 2001, S. 96-149). Gawler betont, dass Diät kein alleiniges Heilmittel für Krebs ist, sieht aber eine entsprechend zusammengesetzte Kostform als unersetzlich für den Heilungsprozess an. Im Jahre 1978 war Gawler frei von Krebs und gründete 1981 eine Krebshilfe-Einrichtung in Australien, die Gawler-Foundation"* (Semler 2006, S. 196-200).

Gerson war ein exzellenter Beobachter, und hätte sicherlich auch die Wirkung von Weizengrassaft mit großem Interesse an seinen Krebspatienten untersucht. Er hat als Arzt vor allem Patienten im Mangelzustand behandelt. Vielleicht war er deswegen ein Fastengegner. Gerson ist 1959 im Alter von 78 Jahren an einer Lungenentzündung gestorben.

„So führen bei einer Lungenentzündung etwa Medikamente, die den Husten unterdrücken sollen, oder Mittel zur Linderung der Schmerzen in der Brust sehr häufig zur unmittelbaren Todesursache, und ein

bedenkliches Risiko besteht in dieser Krankheit auch bei der Fortsetzung der Ernährung... Bei akuten Erkrankungen – das sind im Grunde vor allem Fieberkrankheiten und Entzündungen – hat der Patient in der Regel keinerlei Verlangen nach Essen, und das weist schon darauf hin, dass er dann eben auch nichts zu sich nehmen sollte" (Shelton 1996, S. 157).

Empfehlung 12

Vor- und Nachteile der Breuß-Krebs-Total-Kur sind genau abzuwägen.

Beschreibung
Krebszellen leben nach Rudolf Breuß (1899-1990) seiner Ansicht vom Ballast des Körpers, also von den Stoffwechselprodukten, die nicht richtig vom Körper verdaut werden, durch das nicht korrekt funktionierende Stoffwechselsystem und die veränderte Nahrung. Für ihn ist deshalb eine Krebsgeschwulst ein selbständiges Gewächs, das durch Zellteilung selbständig Krebszellen erzeugt, dadurch wächst auch der Tumor am Anfang langsam und dann immer schneller. Diese Geschwulst kann nur von fester Nahrung leben, aber nicht vom Gemüsesaft, dies schaffen nur die körpereigenen Zellen. Deshalb hungert er den Krebs durch eine 42 Tage dauernde Gemüsesaftkur aus und meidet über diesen Zeitraum jede feste Nahrung, auch Honig, Fruchtsäfte, Brot oder gar Eiweiß.

Sich genau an diese 42 Tage seiner „Krebs-Kur-total" zu halten, war ihm sehr wichtig, jede Nahrungsaufnahme während der Therapie zögert den Erfolg hinaus oder stellt ihn, seiner Erfahrung nach, gar ganz in Frage.

Früh beginnt sein Therapieprogramm mit einer halben Tasse Nieren-Tee, eine halbe bis eine Stunde später folgt der Salbeitee. Halbe bis eine Stunde später ein kleines Schlückchen Saft, der gut eingespeichelt wird. Jedes Mal, wenn der Patient das Verlangen nach Saft oder Hungergefühl hat, kann er alle 15 bis 30 Minuten ein kleines Schlückchen Saft nehmen. Gut einspeicheln! Dazwischen Salbeitee. Mittag und abends Nieren-Tee und unbedingt pro Tag eine Tasse Storchschnabelkraut-Tee trinken.
Die Tees können auch kalt getrunken werden. In seinem Buch kann man Genaueres nachlesen. Beim Saft wird nicht jeder Schluck einzeln frisch gepresst, wenig Saft zu trinken ist ihm wichtiger. Salbeitee kann der Erkrankte so viel trinken wie er will.

Gemüsesaft: Für seine Kur höchstens ein halber Liter selbstgepresste Bio-Gemüse-Saftmischung je Tag, bestehend aus 3/5 rote Beete, 1/5 Möhren, 1/5 Sellerieknolle, noch etwas Rettich und eine kleinere Kartoffel. Die Kartoffel ist besonders wichtig bei Leberkrebs. Wichtig ist ihm, dass nach dem Pressen der Saft noch mal durch ein Leinentuch oder feines Teesieb gegeben wird, um alle festen Stoffe aus dem Saft zu entfernen (bei den modernen Entsaftern, Champion und Greenpower, sicherlich unnötig.) Er möchte keinerlei feste Stoffe im Saft, denn das ernährt den Krebs und je weniger man von diesem Saft am Tag zu sich nimmt, umso besser, höchstens ein halber Liter (500 ml) täglich.

Bei Leberkrebs ist ihm der Kohlblätterwickel wichtig. Mit einer Flasche werden äußere Kohlblätter gewalkt und auf die erkrankte Stelle aufgelegt. Diese Blätter werden mit einem Leinentuch fest gewickelt und verbleiben die ganze Nacht auf der Leber. Breuß schreibt auch über Erdstrahlung.

Während der Therapie ist keine Bettruhe erforderlich, außer derjenige hat das Bedürfnis nach Ruhe. Besser ist zu arbeiten, damit er von der Krankheit und vom Essen abgelenkt ist. Zu speziellen Krebsarten gibt es noch Zusatztees: beispielsweise Spitz- und Breitwegerich bei Knochen- und Lungenkrebs. Silber- und Frauenmantel-Tee mit Taubnessel, bei Brust-, Eierstock- und Gebärmutterkrebs.

Nur bei Verstopfung werden Einläufe mit Kamillentee durchgeführt, sonst nicht. Er hat auch beobachtet, dass Menschen mit einem großen Tumor die 42 Tage leicht schafften. Patienten mit kleinen Tumoren fielen die 42 Tage nicht so leicht, besonders wenn sie zu schwach wurden, oder wenn sie nicht durchhalten wollten. Dann gab er eine Tasse oder einen Teller klare Zwiebelsuppenbrühe jeden Tag.
Bei Leberkrebs, das gilt für alle starken Leberschädigungen, dürfen immer nur kleine Mahlzeiten, dann aber mehrmals aufgenommen werden! Bei seiner Suppe 10 Esslöffel je Stunde.

Salbei-Tee: ein bis 2 Teelöffel, auf einen Liter Wasser, genau 3 Minuten gekocht, nach dem Kochen noch Johanniskraut, Pfefferminze, Melisse und Ähnliches dazugeben und 10 Minuten ziehen

lassen. Kann täglich getrunken werden.
Nieren-Tee: Mischung, 15g Zinnkraut, 10g Brennnessel, 8g Vogelknöterich und 6g Johanniskraut, einen halben Teelöffel in eine heiße Tasse Wasser, nach 10 Minuten absieben, dann den Teesatz in einen Topf mit 2 Tassen Wasser geben und 10 Minuten kochen. Nieren-Tee nur 3 Wochen lang trinken.
Storchschnabelkraut-Tee (Geranium Roberianum): pro Tag wird eine Tasse schluckweise getrunken, einen halben Teelöffel voll in einer heißen Tasse Wasser ziehen lassen (Breuß 1990).

Einschätzung
Es liegen zu wenig klinische Daten vor, um eine seriöse Aussage zur Wirkung oder Nichtwirkung der Breuß-Kur zu äußern. Es gibt nur eine kleine Studie mit geringer Teilnehmeranzahl, ohne Kontrollgruppe. 25% erreichten vollständige Remission, 25% Teilremission, 50% erzielten keine Verbesserung (Douwes et al. 1984).
Liest man im Internet die verschiedenen Erfahrungsberichte, scheinen diese Zahlen möglich (Breuß-Kur 2017). Es gibt Berichte von Vollremissionen, von Teilremission und ohne Verbesserung. Eintrag 53 und 190 beschreiben ein Krebswachstum durch die Breuß-Kur, bei Lungenkrebs und bei einem Bauchspeicheldrüsentumor. Letzterer, so wird beschrieben, ist trotz genauer Einhaltung der Kur von 2,5 auf 4 Zentimeter gewachsen und hatte in die Leber gestreut (authentische Schilderung). Es gibt hierzu Untersuchungen an Nagetieren, die diese Beobachtungen bestätigen (Goodstein et al. 1993, Laconi et al. 1995).
Im Eintrag 114 bedauert eine Frau, dass ihr Myom nicht vollständig verschwunden ist. Es ist bei dieser Frau anscheinend zu einer Teilremissison gekommen. Auch diese sind in Studien an Mäusen beobachtet wurden (Berrigan et al. 2002).

Zum jetzigen Zeitpunkt muss davon ausgegangen werden, dass durch die Breuß-Kur Vollremission und Teilremission bei bestimmten Tumorarten möglich sind. Allerdings ist derzeit nicht bekannt bei welchen Tumorarten. Erreichte Teilremissionen könnten vielleicht durch eine Nachbehandlung mittels Weizengrassaft und Rohkosttherapie oder dem Hippocrates Programm eine vollständige Remission erreichen (Siehe Empfehlungen 10 und 14). Das müsste in klinischen Studien untersucht werden.

Im Eintrag 23 wird ein Fall von einer jungen Mutter mit Brustkrebs geschildert, welche trotz positiver Einstellung zum Erfolg der Kur nach 7 Monaten gestorben ist. Bei konventioneller Behandlung beträgt die derzeitige 5 Jahre Überlebensrate bei Brustkrebs 89%. Ob diese Frau genau zu diesen 11 Prozent gehört hat? Es ist möglich, dass die Breuß-Kur das Leben dieser Frau verkürzt hat.

Viele Teilnehmer beschreiben einen Gewichtsverlust bis 20 Kilo während der Kur. Allerdings scheint beim Wiedereinsatz der Ernährung eine schnelle Gewichtszunahme möglich. Douwes und Kollegen (1984) beschreibt einen Gewichtsverlust von 9-16 Kilo. Die Gewichtsabnahme wird von zuvor anscheinend übergewichtigen Personen positiv wahrgenommen, siehe Eintrag 159. Das Wiedereinsetzen der Ernährung kann nach einer Fastenkur zum Tumorwachstum führen. Ein Fallbeispiel scheint diesen Gedanken im Eintrag 47 zu bestätigen. Möglicherweise kann dieses Wachstum durch eine instinktive Rohkosternährung oder dem veganen Hippocrates Programm vermieden werden (Siehe Empfehlung 10 und 14).

Viele Menschen scheinen sich erst nach erfolgloser medizinischer Behandlung für die Breuß-Kur zu interessieren. Einträge 189, 188, 93, 61, 59 ....

Eintrag 101: „*Der Krebs bei meinem Vater hat leider trotz vieler Chemotherapien und 3wöchiger Bestrahlung gestreut. Die Rippen sind befallen, auch die Bandscheibe und die Lymphdrüsen sind mittlerweile angegriffen. Der Krebs breitet sich leider aus. Mein Vater ist 1,70 m groß, 68 Jahre alt und hatte ein Ausgangsgewicht von 90 Kilo. Mittlerweile wiegt er noch ca. 59 kg. Die Mediziner haben ihm gestern mitgeteilt, dass für sie nun die Behandlung abgeschlossen ist !!!! Sie sind unsere letzte Hoffnung. Kann ich ihm die Breuß-Kur zumuten?*“ (Breuß-Kur 2017).

Eintrag 98: „S*ie sind meine letzte Hoffnung für meinen Mann, der seit 08.2007 an Darmkrebs (winziges Schleimhäutchen beim Blinddarm) leidet und 22 Chemotherapien hinter sich hat. Die Metastasen explodieren in den Knochen (lt. Arzt), die Leber ist durchsetzt mit 4 cm langen Metastasen. Er bekommt seit 30.10.08 eine Schmerzpumpe,* *denn sonst würde er es nicht aushalten. Er hat ca. 12kg abgenommen. Er ist sehr schwach und kann nur ein paar Schritte mit Therapeutin und Rollator gehen"* (ebd.).

Besonders für diese Menschen wäre es wünschenswert, dass die Vorverurteilung von alternativen Heilwegen durch Mediziner und Wissenschaftler durch neutrale fundierte wissenschaftliche Arbeit ersetzt wird. Kein Mediziner weiß, welche Auswirkungen eine Breuß-Kur und eine antitumorale Ernährungstherapie bei den verschiedenen Krebsarten und Stadien bezüglich der Mortalität hat. Es gibt in der Krebsforschung nur eine Frage: Wie kann die maximale Lebensverlängerung für jeden einzelnen Krebskranken erreicht werden? Nur durch die Erhebung von klinischen Daten, auch zu alternativen antitumoralen Therapien, kann diese Frage beantwortet werden.

Viele Laien, die sich für die Breuß-Kur interessieren, glauben daran, den Krebs auszuhungern. Einige Krebszellen haben aber beispielsweise einen relativ langsamen Stoffwechsel, sind über Jahre entstanden, sind langsam immer größer geworden. Diese kann man nicht alle durch eine Sechs-Wochen-Kur aushungern, das funktioniert in der Praxis nicht. Dann gibt es sehr aggressive Tumoren, die wachsen auch während des Fastens weiter, bzw. wird dadurch sogar das Wachstum beschleunigt (Goodstein et al. 1993, Laconi et al. 1995).

Zum jetzigem Zeitpunkt ganz neutral eingeschätzt: Man hat vielleicht eine 25%ige Chance auf Heilung. Sie kann höher sein oder niedriger. Niemand weiß es, da zu wenig klinische Daten vorhanden sind. Die Kur ist relativ kurz angesetzt, mit 6 Wochen, wenn man das mit Gerson (1993), Burger (1988) oder Clement (2012) vergleicht. Was bringt es, wenn man danach genauso lebt wie vorher? Ein Krebs ist mit Risikofaktoren verbunden (Pierce et al. 2007, Popkin 2007, Boffetta et al. 2010), bzw. scheinen einige Faktoren das Krebsrisiko zu minimieren (Farvid et al. 2016).
Gerson, Shelton (1996), Burger, Clement, alles Personen, die versuchen, Krebs alternativ zu heilen, sprechen sich gegen ein Fasten bei Untergewichtigen aus; Arends und Kollegen (2015), Vertreter der konventionellen Medizin, sowieso.
Der Vorteil der Breuß-Kur ist die einfache Durchführung. Vielleicht

wäre es besser, diese Kur mit dem Hippocrates Programm (Weizengrassaft) zu kombinieren, vor allem in der Nachbehandlung, und bei Untergewichtigen sowieso.

Viele, die sich für die Breuß-Kur interessieren, sind durch die konventionelle Medizin austherapiert, als hoffnungslos aufgegeben. Hier noch das Bestmögliche zu versuchen, um maximale Lebensverlängerung zu erreichen, ist nur möglich, wenn auch alternative Behandlungsansätze mit berücksichtigt werden. Deshalb sollten diese auch von den behandelnden Ärzten mit großem Interesse verfolgt werden und viel mehr in den Fokus der Krebsforschung treten.

Die Einzigen, welche derzeit eine objektive Aussage zur Breuß-Kur tätigen können, sind die Personen, welche diese Behandlung wissenschaftlich untersucht haben. Diese Autoren denken: Wäre diese Studie als konventionelle Phase-I-Studie angelegt worden, hätte sie Ergebnisse erbracht, die belegen, dass die Breuß-Kur eine effektive Behandlung für Patienten mit Tumorerkrankungen im fortgeschrittenen Stadium ist (Douwes et al. 1984).
In Phase-I-Studien werden Krebspatienen neue Therapiemethoden angeboten die vielleicht neue Chancen auf Heilung bieten. Teilnehmer der Phase-I-Studien werden besonders intensiv überwacht, und bei inakzeptablen Nebenwirkungen wird die Behandlung sofort abgebrochen.

Empfehlung 13

Vor- und Nachteile bei der Anwendung von ketogenen (kohlenhydratarmen) Diäten sind genau abzuwägen.

„Warburg postulierte bereits in den 30er-Jahren, dass Tumoren glukoseabhängig wachsen. Das wurde lange belächelt. Heute zeigen jedoch aktuelle Untersuchungen in der Zellkultur genau dieses Verhalten bei besonders undifferenzierten Tumorzellen, die ihre Energie ausschließlich aus der Glukosevergärung gewinnen und bei Glukoseentzug absterben. Als Therapieansatz wurde seit Jahrzehnten wiederholt von selbsternannten Heilern eine nahezu glukosefreie Kost als Antitumordiät angepriesen. Um unter einer kohlenhydratarmen Kost nicht am Gewichtsverlust zu leiden, muss eine solche Ernährung isoenergetisch und deshalb eiweiß- und fettreich, also ketogen sein. Dennoch ist dieser Ansatz einer ketogenen Kost bisher nicht als gegen Tumorwachstum wirksam nachgewiesen. Dies liegt vielleicht am Fehlen gut entworfener, konsequent durchgeführter Studien. Es ist jedoch gut möglich, dass es nicht praktikabel ist, die Blutglukose beim Menschen durch Ernährung auf ein solches Niveau abzusenken, dass es zu einer wirksamen Energieverarmung der Tumorzellen kommt. Letztlich werden wir hier aber auf das Ergebnis guter klinischer Studien warten müssen“ (Arends 2008).

„So liegen Hinweise dafür vor, dass Tumorzellen kaum Fettsäuren, jedoch präferenziell Glukose verstoffwechseln, während die Wirtsgewebe Fettsäuren gut oxidieren (Holm 2007). Dies kann heute in die Ernährungsbedeutung von Tumorpatienten einfließen“ (Szeimies et al. 2009, S. 712).

Kohlenhydratarme Diäten können sehr vielfältig sein, von ungekocht bis sehr hoch erhitzt ergibt sich eine sehr große Bandbreite in der Wirkung auf den Organismus (Pottenger 1939, 1946, 1995). Bei der Beurteilung dieser Ernährung auf Krebs und andere Erkrankungen ist es notwendig, diese Unterschiede in Studien zu berücksichtigen.
Von Medizinern wird behauptet, dass die Ernährung mit rohen tierischen Produkten unhygienisch ist und das Immunsystem schwächt (Henß und Erbach 2009, Bertz und Zürcher 2014). Für diese Be-

hauptung gibt es keinen Studienbeweis. Es stellt sich vielmehr die Frage: **Entsteht durch eine keimreduzierte Ernährung eine Gesundheitsschädigung?**

„Das Infektionsschutzgesetz vom 01.07.2011 weist in §23, Abs. 3 den Richtlinien des Robert-Koch-Instituts in Berlin alleinige Weisungskompetenz zu, um in den angesprochenen Einrichtungen (Krankenhäuser, Einrichtungen für ambulantes Operieren usw.) einheitliche Mindeststandards festzuschreiben... Sie geht in ihren Ausführungen auch auf das Problem »Ernährung von Patienten mit geschwächtem Immunsystem« ein .... *die aber* ***nicht auf überzeugenden epidemiologischen oder klinischen Daten beruhen****...[2]"* (Uhrig 2014).
„Die ***Theorie****, die der Empfehlung einer speziellen Ernährung in der Zeit einer ausgeprägten Immunschwäche zugrunde liegt, lautet: Bakterien sind in der Lage, aus dem Lumen des Verdauungstrakts in Blut- und Lymphbahnen zu wandern (= Translokation). Ein gesundes Immunsystem kann diese Eindringlinge bekämpfen und verhindert so effektiv die Ausbildung einer Sepsis. Bei einer Immunschwäche ist dieser Prozess gestört und er ist noch weiter erleichtert, falls der Patient noch eine Mukositis entwickelt hat, die alle Bereiche des Gastrointestinaltrakts betreffen kann. Eine solche Translokation wird ebenfalls gefördert, wenn das physiologische Gleichgewicht der Bakterienflora im Verdauungstrakt durch den Einsatz von Antibiotika gestört wird.*
Die Praxis, die daraus abgeleitet wird, sieht vor, die Zufuhr von Bakterien über Lebensmittel durch Einhaltung der Vorschriften einer »Keimreduzierten Kost« zu reduzieren. Dabei lässt sich allerdings ein Widerspruch beobachten:
Die drei häufigsten Verursacher von nahrungsmittelbedingten Infektionen durch rohes Fleisch und Geflügel, rohe Eier und frisches Quellwasser sind Campylobacter spp., Shigella spp. und Salmonella spp.. Diese Erreger sind aber nicht die Ursache von Infektionen bei neutropenen Patienten (Patienten mit verminderter Zahl an weißen Blutkörperchen, Leukozyten. Der Verfasser.) *Problematischer sind da schon roher Salat und Gemüse, da diese häufig mit großen Zahlen von Enterobacter spp., Klebsiella spp. und Pseudomonas spp. kolonisiert sind. [3]*
Darüber hinaus wird in einem Review der Cochrane Collaboration,

der im April 2012 veröffentlicht wurde [5], eine Untersuchung aus dem Jahr 2001 zitiert [6], um zu belegen, dass 80% der Erreger, die Infektionen bei neutropenen Patienten verursachen, aus der endogenen mikrobiellen Flora von Haut und Atemwegen sowie Genito-Urinal- und Gastro-Intestinal-Trakt stammen.
In diesem Review wurden insgesamt 619 Studien zum Thema analysiert, die teilweise bis 1946 zurück datieren. Dabei konnten aber nur 3 Untersuchungen ([7], [8], [9]) aus den Jahren 2006, 2007 und 2008 mit insgesamt 192 Patienten für eine Auswertung herangezogen werden, da sie randomisiert-kontrolliert angelegt waren. Sie konnten aber aufgrund methodischer Mängel und uneinheitlicher Strukturen nicht zusammengefasst werden. Sie stimmen aber in ihrem Tenor überein: ***es gibt keinen Beweis für einen Effekt****, das heißt aber nicht, dass es einen Beweis für keinen Effekt gibt [5]"* (Uhrig 2014).
„Bis die Ergebnisse der Studie von Moody et al. [7] veröffentlicht werden, zeigt bereits die retrospektive Arbeit von Trifilio [10], dass die Anwendung ***„Keimreduzierter Kost" sogar mit mehr Fällen von Diarrhoe, Infektionen mit C. diff, Infektionen mit VRE faecium und sonstigen gastrointestinalen Infektionen einhergeht.*** *Darüber hinaus kam es dort vor allem in der Zeit nach der Regeneration zu signifikant mehr bestätigten Infektionen. Dies bestätigt also nicht die Ausgangshypothese, dass die geschädigte Gastrointestinalschleimhaut eine Eintrittspforte bietet für Erreger, die mit Nahrungsmitteln aufgenommen werden. Dies beziehen die Autoren ausdrücklich jedoch nicht auf die Hoch-Risiko-Lebensmittel, die in beiden untersuchten Kostformen ausgeschlossen worden waren. [9]*
Ein ähnliches Ergebnis präsentiert sich in [8]: auch hier war der Anteil der ***Patienten mit Fieber unklarer Genese in der Gruppe, die nur gekochte Lebensmittel verzehren durfte, höher als in der Gruppe, die auch rohes Obst und Gemüse verzehrte****. Interessanterweise waren die Vorschriften in dieser Gruppe in einem Punkt sogar noch lockerer als die RKI-Vorschriften [10]: Obst musste nicht geschält werden, Waschen für 30 Sekunden unter klarem Wasser reichte aus.*
Die Ergebnisse von [7] werden in einem weiteren Review, der im Juni 2012 veröffentlicht wurde [12], bestätigt: dort wird unter anderem eine Untersuchung aus dem Jahr 1999 erwähnt [13], die gezeigt hat, dass Enterobacter-Arten, die aus dem Stuhl von Patienten gewonnen

wurden, eine deutlich unterschiedliche Empfänglichkeit für Antibiotika aufwiesen, als die, die von den verzehrten Gemüsesorten gewonnen wurden. Darüber hinaus führen die Autoren an, dass ***keine Nachweise für die Annahme existieren, dass Organismen, die von neutropenen Patienten mit Lebensmitteln aufgenommen werden, dann auch zu einer Infektion führen können****"* (Uhrig 2014, [2] Exner et al. 2010, [3] Tomblynetal et al. 2009, [5] van Dalen et al. 2012, [6] Barber et al. 2001, [7] Moody et al. 2006, [8] von Tiel et al. 2007, [9] Gardner et al. 2008, [10] Trifilion et al. 2012, [12] Fox et al. 2012, [13] Osterblad et al. 1999).

Dass die Personen, welche regelmäßig stark verarbeitete Nahrung, auch tierischen Ursprungs, verzehren, durch Salmonellen gefährdet werden können, weil die Nahrung unzureichend erhitzt, keimreduziert war, beweist nicht die Gefährlichkeit einer keimreichen Dauerernährung, welche Milchprodukte, Fisch, Fleisch im rohen Zustand verwendet. Vielmehr ist es möglich, dass eine solche Infektion darauf hindeutet, dass bei diesen Personen durch eine keimreduzierte Ernährung das Immunsystem geschwächt wurde und dadurch die natürliche Immunität gegen Bakterien, Viren und andere Mikroorganismen verschwindet (Schuijs et al. 2015, Ege et al. 2016, Pneumo 2016, Trifilion et al. 2012, Roos 1962, Howell 1985, Evers 1964, Price 1939, Pottenger 1995, Steffanson 1960, Burger 1988, Douglass 1994, Busse 1988, Rohark 2014).
Der Mensch wird ohne Darmflora geboren, eine Besiedelung durch Bakterien ist nur oral möglich. Alle Tiere dieser Erde nehmen die Nahrung immer roh auf und besitzen eine natürliche Immunität gegen Salmonellen und andere Mikroorganismen. Jahrtausende lang hat der Mensch immer Milchprodukte roh verzehrt. Erst seit 100 Jahren hat sich diese Praxis verändert, seitdem sind Krebsfälle (sogar bei Kindern), Asthma, Allergien, Morbus Crohn, Colitis ulcerosa ... rapide angestiegen (Rollinger 2013).

Es ist daher ein Studiennachweis erforderlich, ob erhitze Milchprodukte, durch ihre geringe Keimbelastung oder Minderung der Inhaltsstoffe durch die Erhitzung, keine gesundheitlichen Schäden verursachen.

Studien zeigen, dass beispielsweise durch Rohmilchverzehr die Asthmaerkrankungen deutlich gesenkt werden (Pneumo 2016, Ege et al. 2016). Auch Semler (2006, S. 203-5) erwähnt zahlreiche Publikationen von Medizinern, die spektakuläre Heilungen von Asthma durch Ernährungstherapien erzielten, welche frei von erhitzter Milch und erhitzten Milchprodukten waren. Dadurch sinkt auch bedeutsam das Risiko für gefährliche, auch tödlich verlaufende Grippeerkrankungen, an denen jährlich bis zu 10.000 Menschen in Deutschland sterben (Quarks 2017). Jedes Jahr versterben hierzulande etwa 6.000 Asthmatiker in Folge eines Asthmaanfalls (RKI 2014, Lungenärzte 2015).

Die Italienerin Emma Morano, derzeit ältester Mensch der Welt mit 117 Jahren, isst jeden Tag seit vielen Jahrzehnten rohe Eier, auf ärztliches Anraten wegen Anämie (MoPo 2016).
„So wurden im Sanatorium des Ministeriums für Verteidigung der damaligen UDSSR überzeugende Beweise für die Nützlichkeit einer Kur mit Wachteleiern bei Hypertonie (Bluthochdruck) erbracht. Patienten wurden morgens anfangs 3, später 5 Eier frisch geschlagen und mit Fruchtsäften vermischt verabreicht. Bereits nach 10-12 Tagen ließen lang anhaltende Kopfschmerzen nach und der Druck in der Herzgegend verschwand. Nach Kuren mit insgesamt 200 Eiern hat sich bei der Mehrzahl der Patienten der Blutdruck normalisiert und das Schlaf- und Allgemeinbefinden grundlegend gebessert. Es konnte davon abgesehen werden, andere Medikamente zur Senkung des Blutdruckes zu verabreichen“ (Heinzer 2017).

Pauschal zu sagen, rohe tierische Produkte seien ungünstig für die Gesundheit, ist unzulässig. Bisher existieren keine Studien, die derartige Aussagen wissenschaftlich fundiert rechtfertigen.

Einschätzung

Dass eine ketogene Ernährung einen positiven Einfluss auf eine Krebsminderung haben könnte, wäre denkbar, besonders bei Kindern (Schlatterer 2008, Hübner et al. 2012). Es liegen kaum klinische Daten vor.

Es gibt keine Studien welche überprüft haben, ob durch die Keim-

reduzierung und Minderung der Omega-3-Fettsäuren bei erhitzer Milch und Milchprodukten keine gesundheitlichen Nachteile, besonders für immungeschwächte Menschen, Asthmatiker und Allergiker entstehen. Ebenfalls fehlt der Studiennachweis, dass rohe Milchprodukte durch ihrer Keimvielfalt der Gesundheit schaden. Bis wissenschaftlich fundierte Studien hierzu vorliegen, wird die ketogene Ernährung, ausschließlich mit naturbelassener biologisch erzeugter Rohmilch und Rohmilchprodukten, empfohlen. Diese Empfehlung, wird neben den Publikationen von Price (1939), Ross (1962), Pottenger (1995) .... auch damit begründet, dass Joseph Evers (1894-1975) welcher an 8000 Patienten rohe Milchprodukte eingesetzt hat, niemals eine Infektion gesehen hat, die auf rohe Milchprodukte zurückzuführen war (Evers 1964).
Es wird angeraten diese Lebensmittel von Bauernhöfen zu ordern, welche Rohmilch verkaufen und die jahrtausendealte Verarbeitung von Rohmilchquark, Rohmilchjoghurt, Rohmilchbutter und Rohmilchkäse noch anwenden, wie es vor 100 Jahren überall gängige Praxis war (Demeter 2017).

Gleiches gilt für die Budwig-Diät die in den 50er Jahren von Johanna Budwig (1909-2003) entwickelt wurde. Auch hier werden oft in der Praxis erhitzte Milchprodukte verwendet.
Im Internet ist ein Fall beschrieben, in dem klinische Daten angeführt sind. Diese Person beschreibt eine Teilremisson nach einer Breuß-Kur, und hat anschließend eine Ernährung nach Budwig durchgeführt, worauf das Krebsgeschehen wieder angestiegen ist (Breuß-Kur 2017, Eintrag 47). Es wäre möglich, dass die Ursache dafür in der Verwendung von erhitzen Milchprodukten liegt. Diese Frage kann nur durch klinische Studien geklärt werden.

Empfehlung 14

Vor- und Nachteile der instinktiven Rohkosttherapie sind genau abzuwägen.

Guy-Claude Burgers (1934*) Ansatz der Krebsheilung besteht darin, Bio-Rohkost einzusetzen. Sein Heilansatz besteht darin, das optimale Nahrungsmittel, das der Körper gerade zur Heilung benötigt, durch Nase und Geschmack herauszufinden. Vor allem aber durch die Nase. Burger denkt, nur der Körper weiß, was und wie viele Stoffe er zur Heilung benötigt. Das ist wie bei einem Huhn, es ernährt sich zu jeder Phase der Ei-Entwicklung anders.

Burger vergleicht den menschlichen Körper mit einem Motor. Auch dieser kann nur mit geeignetem Treibstoff funktionieren. Wenn ein Motor mit einem neuen Treibstoff konfrontiert wird, kann man nicht von vornherein davon ausgehen, dass dieser problemlos damit funktionieren wird. Unser Körper ist an einen bestimmten Treibstoff angepasst – und zwar an die Nahrungspalette, die er seit Jahrmillionen zur Verfügung hatte. Die Veränderungen, denen dieser Treibstoff in den letzten Jahrtausenden unterzogen wurde, sind Grund genug, um sich die fundamentale Frage zu stellen: Ist der menschliche Organismus an die heutige Ernährung genetisch angepasst? Genetisch angepasst bedeutet, dass die neuen Moleküle, die durch das Kochen und die vielseitige Zubereitung der Nahrung entstehen, von unserem Metabolismus problemlos und vollständig verstoffwechselt werden können, sodass die neuen Eigenschaften dieser Moleküle keine schädlichen Nebeneffekte besitzen.
Die Paläopathologie ermöglicht hier einen Einblick. Die meisten Krankheiten entstanden ab der Entwicklung der Agrarkultur und Kochkost vor 10.000 Jahren. Da diese Krankheiten bis zum heutigen Tage existieren und immer mehr dazukommen, ist dies für Burger ein Zeichen, dass unser Körper genetisch nicht an diese veränderte Nahrung angepasst ist. Deshalb ist es klug, diese Nahrungsart, diesen Treibstoff, wieder zu benutzen wie zu der Zeit, als Krankheiten noch nicht existierten. Darum sind auch rohe Milchprodukte, neben der Kochkost und ähnlichem, ausgeschlossen, weil diese Nahrung vor der Einführung der Landwirtschaft nicht existierte.

Das Wesentliche von Burgers Rohkosttherapie besteht darin, von dieser ursprünglichen Nahrung das zu essen, was den größten Genuss und die größte Befriedigung bringt. Dazu wird die naturbelassene Urnahrung mit Hilfe des Geruchssinns ausgewählt. Nicht der Verstand legt fest was gegessen wird, sondern die Nase. Es wird gegessen, was am besten riecht und dabei einen Speichelflussreflex auslöst.

Beschreibung

Früh gibt es Wasser, danach Kassia (Cassia fistula), eine entgiftend und leicht abführend wirkende trockene Stangenfrucht. Burger meint, Wasser ist sehr wichtig für die Entgiftung und man soll nur Wasser trinken das einem schmeckt, auch natürliche Mineralwässer. Diese Spurenelemente im Wasser sind manchmal wichtig. Wenn man das Gefühl hat, den Durst nicht durch Wasser zu stillen, wird das Trinken frischer Kokosnüsse empfohlen. Das ist bei Kranken besonders wichtig, weil Kokosnusswasser sehr viele Heilstoffe enthält.

Das typische Hungergefühl, das viele früh am Morgen bemerken, das „Loch im Magen", wird für ein Entgiftungszeichen gehalten. Es ist wichtig, dann Wasser zu trinken, Kassia zu lutschen, an Heilpflanzen zu riechen, frische Luft, etwas Bewegung und Ruhe, damit der Körper weiter entgiften kann. Würde man essen, verschwindet zwar das „Loch im Magen", aber nur, weil die Entgiftung unterbrochen wird. Deshalb ist es gut Wasser zu trinken, damit der Körper weiter entgiften kann. Vormittags fasten, nur Wasser trinken und Kassia lutschen, ist auch deswegen sinnvoll, weil der Körper somit bestmöglich die Nahrungsmittelreste vom Vortag ausscheiden kann und sich ein klares Körpergefühl einstellen kann. Günstig ist auch, ab und zu das Mittagessen zu überspringen.

Burger unterscheidet vier Geschmacksphasen beim Essen eines Rohkostproduktes. Die erste ist die himmlische Phase, das ist der Normalzustand: das Zeichen, dass ein Rohkostprodukt optimal für den Körper ist. Nach der himmlischen Phase folgt die zweite, die angenehme Phase, alles ist noch in Ordnung. Danach die dritte, die unangenehme Phase. Es entsteht eine unangenehme Geschmackskomponente: zu bitter, zu sauer, zu salzig oder auch unangenehm süß. Spätestens hier ist das Essen zu beenden. Wenn weiter gegessen wird, kommt die vierte Phase, die schmerzhafte, was, so Burger, gut bei Ananas, Kiwis und Feigen bemerkt werden kann.

Alle diese Phasen sind gut bei jedem ursprünglichen Rohkostprodukt bemerkbar. Am Anfang schmeckt beispielsweise die Ananas sehr gut und ganz zum Schluss kann sie richtig brennen, sogar eine Blutung verursachen. Dies liegt daran, dass der Körper von der Ananas genug gegessen hat. Er stoppt dann das notwendige Verdauungsenzym. Da die Geschmacksmechanismen für natürliche, ursprüngliche Rohkost entwickelt wurden und nicht für veredelte Rohkostprodukte, ist es wichtig, immer das Essen bei Früchten nach der himmlischen Phase zu beenden. Dies geschieht, um sich vor Überlastung und zu starker Entgiftung zu schützen.

Zur ersten Mahlzeit, dem Mittagessen: Vor dem Essen wird als erstes ausreichend Wasser getrunken, damit nicht der Wasserbedarf durch das Essen von Früchten abgedeckt wird. Das könnte schon zu einer zu starken Entgiftung, besonders bei Kranken führen, was den Körper schnell überlasten kann. Vor dem Essen zu trinken verdünnt keine Verdauungsenzyme, weil noch keine Magensäure im Magen ist. Erst wenn die Nahrung im Magen oder im Zwölffingerdarm ist, werden diese Verdauungssäfte dazugegeben.
Beim Essen dient ein Menüführer als Orientierung. Es gibt einen für das Mittagessen und einen für das Abendessen. Dieser Führer wurde von Burger über einen Zeitraum von 30 Jahren entwickelt, weil der Geruch und der Geschmack von ursprünglichen Rohkostsachen nicht vor falschen Zusammensetzungen schützt. Das lernt ein Kind, wenn man Rohkost von Geburt an isst. Da diese Lernphase bei den meisten fehlt, wurde der Menüführer entwickelt, um vor ungünstigen Rohkost-zusammensetzungen zu schützen.
Zum Mittag wird eine Früchteauswahl nacheinander unter die Nase gehalten. Die Früchte, die am besten duften, werden zur Seite gelegt, um diese Favoriten noch einmal gesondert durchzuriechen, bis die am besten duftende Frucht übrig bleibt. Die Frucht muss gut riechen und Speichelfluss auslösen. Erst wenn diese beiden Kriterien erfüllt sind, darf man die Frucht essen. Am Anfang funktioniert der Speichelfluss manchmal noch nicht so gut, in diesem Fall kann bereits gegessen werden, wenn es wirklich gut riecht. Wird kein angenehmer Geruch bei einer Früchteart wahrgenommen, wird die Gemüseauswahl durch die Nase geprüft. Kann auch dabei nichts mit angenehmem Geruch gefunden werden, wird die Mahlzeit ausgelassen und gefastet.

(Menschen ohne Geruchsinn prüfen, indem sie ein kleines Stück essen.)
Wird eine Frucht ermittelt und die ausgewählte schmeckt auch gut, kann so viel davon gegessen werden, bis die himmlische Phase, also der genüssliche Geschmack, zu Ende ist. Hat man noch Lust auf mehr, wird nochmals die Früchtepalette berochen und eine weitere Frucht ausgewählt. Die Mahlzeit wird beendet, sobald sich ein Gefühl von Zufriedenheit einstellt. Es dürfen höchstens drei Fruchtarten verzehrt werden. Wurden nur wenige Früchte gegessen, können noch Honig oder Datteln folgen. Die Auswahl erfolgt ebenfalls wieder über die Nase.

Zur Abendmahlzeit: Zuerst wird wieder getrunken, danach wird die Palette der Rohkosteiweiße und Rohkostfette durchgerochen. Das können sein: Ölfrüchte, Nüsse, Fisch, Eier, Fleisch, Pilze, Meeresfrüchte, Oliven, Avocados, Safu, Kokosnüsse, alles roh, unbehandelt, so ursprünglich und wild wie möglich, alle Produkte bis maximal 42 Grad behandelt, denn über 42 Grad wird die ursprüngliche Molekülstruktur verändert, werden Enzyme zerstört und vieles weitere. Wenn man bei einigen Produkten anfangs Ekelgefühle hat, sind es manchmal Entgiftungsblockaden, die durch Probieren überwunden werden müssen, empfiehlt Burger, gerade bei Schwerkranken. Auch bei unbekannten Rohkosteiweißen ist es manchmal gut, eine winzige Menge zu probieren!
Das Rohkosteiweiß/Fett welches am besten riecht und auch Speichelfluss verursacht, wird gegessen, solange es perfekt schmeckt.
Viele Mediziner meinen Krebsdiäten seien Mangelernährungen. Diese Ernährung erlaubt, wenn der Körper das Bedürfnis verspürt, täglich mehrere Dutzend Eier oder Avocados, kiloweise rohe Nüsse, Fleisch, Austern und andere rohe Produkte zu essen. Die einzige Vorgabe ist, dass diese Produkte natürlich, ursprünglich sind. Es ist nicht gestattet, zwei Rohkosteiweiße hintereinander zu nehmen, denn das kann Erbrechen, Übelkeit und zu starke Überlastung verursachen.

Nach dem Eiweiß/Fett geht es mit Gemüse weiter. Es sei denn, es wurde Fleisch gegessen: danach gibt es nach Burger nichts anderes. Er begründe es damit, dass nur so eine optimale Verdauung möglich ist. Nach beispielsweise Avocado, Nüssen, Safu, Thunfisch oder Ei, geht es zum Gemüse über. Bei dem Gemüse wird die Art, die am besten riecht, herausgesucht und gegessen. Es können mehrere Gemüse hintereinander gegessen werden, die alle immer durch den Geruchssinn auswählt werden. Sobald Zufriedenheit erreicht ist, wird der Tisch verlassen.

Es kann zum Schluss noch an Heilkräutern gerochen werden. Für Burger spielen die pflanzlichen Geruchsstoffe eine mitentscheidende Ernährungsrolle, wobei an trockenen und frischen Heilpflanzen, auch Knoblauch und Zwiebel, gerochen wird.

„Ich habe erstaunlich schnelle Schmerzfreiheit mit instinktiver Rohkost bei vielen Kranken beobachten können, gravierende Infektionen, die in einer Woche geheilt wurden, sonst auch bösartige Tumoren die sich zurückbildeten, Allergien und autoimmune Krankheiten, die unerhofft zurücktraten, wie Multiple Sklerose, Lupus erythematodes, Polyarthritis usw. Und ebenfalls Störungen der Assimilation, die in einigen Tagen vorbei waren, wie Obstipation, sogar chronische, oder Durchfall, Magenschmerzen und vieles mehr“ (Burger 2017).

Medizinische Beurteilung

„Dies ist eine extreme Form einer Rohkosternährung nach Guy-Claude Burger, in der alle Nahrungsmittel, auch Fleisch und Fisch, unverändert, das heißt roh, verzehrt werden, nach der Theorie des »Ernährungsinstinktes«, wonach dem Körper seine Nahrungsmittelbedürfnisse über die Geruchs- und Geschmacksempfindungen vermittelt werden. Milch und Milchprodukte sind dabei verboten.
Beurteilung: Die Kost ist eine Mangelernährung, die theoretische Grundlage und die Anti-Krebs-Wirksamkeit sind nicht belegt. Für Patienten mit geschwächtem Immunsystem ist sie zudem hygienisch bedenklich. Ernährungswissenschaftlich ist die Kost abzulehnen“ (Henß und Erbach 2009).

Henß und Erbach belegt die Beurteilung mit keiner Quelle. Es ist anzunehmen, dass wie bei Hübner und Kollegen (2012) nur eine Einschätzung über das Internet, Google, stattgefunden hat, ohne eine der zahlreichen Publikationen von Burger gelesen oder eine Befragung von Zeitzeugen durchgeführt zu haben, welche das Instinktozentrum in Frankreich besuchten oder Menschen, die diese Ernährung persönlich kennen (Nissen 1993). Henß und Erbach sind der Auffassung, dass es bei Patienten mit *„geschwächtem Immunsystem"* auch *„bedenklich"* ist. Bedenklich heißt, es kann auch alles Bestens sein, wenn man es untersuchen würde.

„Insgesamt haben 27 Befragte angegeben, aufgrund akuter gesundheitlicher Probleme mit der Instinktotherapie begonnen zu haben. Insgesamt wurden 30 gesundheitliche Störungen bzw. Krankheiten genannt, die von leichten gesundheitlichen Problemen wie Blähungen, Übergewicht und Mensturationsbeschwerden bis hin zu schwereren Krankheiten wie Morbus Crohn, Rheuma oder HIV-Infektion gingen" (Nissen 1993, S. 47).

Von 1993 bis 1999 habe ich etwa sieben Mal das „Centre d'instinktothérapie" bei Paris, besucht. Während meiner Besuche bin ich insgesamt vielleicht 400 Personen begegnet. Teilweise waren über 100 Leute vor Ort. Viele waren hier, um etwas zu heilen, wie auch am Anfang ich.
Einen HIV-Infizierten, mit dem charakteristischen Hautausschlag, wie er im Film „Philadelphia" mit Tom Hanks zu sehen ist, traf ich dort 1997. Wie viele Menschen mit Aids ich getroffen habe, kann ich nicht einschätzen, sicherlich mehrere. Es war teilweise wie im Hotel, da lernte man nur wenige näher kennen, auch wegen der Sprachbarriere.
Der HIV-Infizierte meinte, er fühle sich gut, war zufrieden. Mein Interesse an der Medizin war zum damaligen Zeitpunkt sehr groß. Ich hatte gerade 3 Jahre Vorlesungen besucht, deshalb frage ich, ob er mir die Kaposi-Sarkome zeigen kann. Er zog daraufhin sein Hemd aus, und sie waren auf dem Rücken zu sehen, auch an der Wade. Er praktizierte diese Ernährung schon länger, vielleicht 2 Jahre, seitdem war er ohne Medikamente mit seinem Gesundheitszustand zufrieden. Diese Ernährung schien diesem Menschen mit Immunschwächekrankheit sehr gut zu bekommen. Über mehrere Wochen habe ich diese Person täglich gesehen. Er machte auf mich einen sehr gesunden Eindruck, und hat dort normal gearbeitet. Die einzige Besonderheit, welche mir auffiel, war seine Nahrungsauswahl. Diese unterschied sich teilweise bedeutsam von der anderer Langzeitrohköstler und Anfängern der Rohkost. Da spürte ich deutlich, bei ihm ist irgendwas

anders. Er hatte eine Anziehung für besonders fortgeschrittene tierische Nahrungsmittel, die sonst niemand anderes essen konnte (Howell 1993). Es wurde alles roh gegessen, es gab in diesem Zentrum nur Rohkost. Für die anderen, auch für mich, roch dieses etwas angetrocknete Fleisch hingegen sehr unangenehm (vergammelt), so dass er es abseits von uns essen musste, und vor allem mit Abstand vom Gästebetrieb. Er besaß dafür sogar einen eigenen Platz für die Lagerung. Ich habe ihn befragt, wie es für ihn riecht und schmeckt. Da war Begeisterung in seinen Worten. Wir haben uns auf Deutsch unterhalten, er war etwa 35 Jahre alt. Burger sprach mehrfach von diesen unglaublich positiven Beobachtungen bei Aids-Infizieren in seinen Vorträgen (Burger 1993 und 1988).
Beim Lesen der Arbeit von Uhrig (2014), siehe Empfehlung 13 Ketogene Ernährung, entstand die theoretische Überlegung, ob eine keimreiche Ernährung bei Menschen mit Aids-Infektion das Immunsystem stärkt. Es wäre eine mögliche Erklärung dieser speziellen Vorliebe bei diesem Aids-Infizierten oder Burgers Beobachtungen, unter der instinktiven Rohkosttherapie. Die Rohkosternährung ist keimreich. Studien zeigen, dass dadurch ein Schutz gegen bestimmte Infektionen und Durchfall möglich ist (Trifilon 2012). Hat eine rohe, keimreiche Ernährung lebensverlängernde Auswirkungen bei HIV-Infizierten und anderen Personen mit geschwächtem Immunsystem?

„Für Aidskranke weiss ich noch, dass 22 Patienten in den neunziger Jahren Instinkto praktiziert haben, und dass die Resultate systematisch positiv waren“ (Burger 2017).

In Afrika wird rohes Fleisch sogar in Restaurants gegessen. Die Eskimos und Indianer essen rohes Fleisch, und rohen Fisch gibt es in Japan sehr häufig (CCTV 2013). Es ist wichtig, dass Mediziner und Wissenschaftler objektiver, wissenschaftlich fundierter bei der Beurteilung von Ernährungstherapien arbeiten, und jede ihrer Aussagen immer mit Quellen belegen (Altman und Bland 1995).

Es gibt keinen Krebsnachweis bei Naturvölkern die traditionell rohes Fleisch, rohe tierisch Nahrung essen (Köhler 1853, Price 1939, Pottenger 1995, Steffanson 1960, Howell 1985, Mukherjee 2012).

„Wie Sie wissen, haben epidemiologische Untersuchungen gezeigt, dass die Ernährung und die verschiedenen Ernährungsweisen einen entscheidenden Einfluss auf die Art und die Häufigkeit von Tumoren haben.
Aus den Statistiken geht klar hervor, dass Krebs in Gegenden häufiger vorkommt, wo man mehr tierisches Eiweiß verzehrt. Ich aber habe erlebt, dass schwer krebskranke Patienten genesen sind, indem sie – instinktiv – viel rohes Fleisch aßen. Ein Architekt mit generalisiertem Krebs, drei Jahre nach einer ersten Darmoperation: die linke Lunge, durch die Folgen eines Ergusses durch einen Pleuratumor, voller Wasser, zwei Metastasen in der rechten Lunge und noch ein Naevustumor in einem Finger. Schon in der ersten Instinkto-Woche begann er 700 g rohes Rindfleisch täglich zu essen, und das mehrere Monate lang. Die Metastasen in der anderen Lunge begannen sich zurückzubilden. Der Tumor des Fingers wurde von Tag zu Tag flacher, die Haut bekam wieder ein normales Aussehen; wir haben sogar gesehen, wie kleine weiße Punkte die braune Oberfläche bedeckten und sich auf ihr ausbreiteten, um runde Flecken zu bilden, die sich schließlich bedeckten: Genau wie bei Zellkulturen auf Gelatine hatten sich, von einigen gesunden Samen ausgehend, normale Zellen vervielfacht. In sieben Monaten war der Allgemeinzustand so gut, dass er seine Arbeit wieder aufnehmen konnte... Gleichzeitig waren die grauen Haare, dieses Mannes um die Fünfzig die vollkommen weiß waren, total verschwunden“ (Burger 1988, S. 151f).

Auch ein Krebskranker erzählte mir 1997 seine Erfahrungen und zeigte mir seinen Tumor, den größten, den ich bisher gesehen habe. Ohne diese Ernährung wäre er schon lange tot, sagte er, medizinisch sei er als hoffnungslos eingestuft. Er hat die Prognose um mehrere Jahre überlebt.

Einschätzung
Der erste Nachteil bei dieser Ernährungsform besteht darin, dass Burger Gemüse und grüne Blätter nicht in der Klassifizierung trennt. Grüne Blätter scheinen mit Früchten, Honig, fett- und eiweißhaltigen Produkten immer sehr gut kombinierbar zu sein. Das hat Burger in seinen 40 Jahren Beobachtung nicht erkannt.

Der zweite Nachteil in Burgers Konzept liegt darin, dass er die Wirkung von gezüchteten Gemüsen und gezüchteten Früchten unterschätzt. Besonders Gemüse ist sehr stark durch den Menschen durch Zucht genetisch verändert, findet sich so nicht in der Natur. Es scheint ein Nachteil zu sein, Gemüse (Gurken, Karotten, Paprika, gezüchtete Tomaten usw.) und Früchte am selben Tag zu essen, wenn man am selben Tag auch Eiweiß/Fett zu sich nimmt. Grüne Blätter scheinen immer mit allem, egal ob Früchte, Gemüse, Honig, Nüsse, Austern, Fisch, Fleisch und der Gleichen kombinierbar zu sein.
Deswegen unterscheidet sich auch die Ernährung von Gerson und Clement diesbezüglich.
Clement setzt in seiner Ernährung auf Gemüse und auch auf Sprossen, Algen, auch mal Avocado und Nüsse. So muss er nach dieser Erkenntnis Früchte ablehnen. Genau das macht er (Clement 2012).
Gerson setzt bei seiner Ernährung auf Früchte und Gemüse, also muss er Eiweiß und Fett ablehnen. Genau das macht er (Gerson 1993).

Burgers Frau ist an Krebs gestorben. Sie hat genau diesen Fehler gemacht: über einen längeren Zeitraum Früchte, Gemüse und tierische Produkte am selben Tag gegessen. Kein Naturvolk praktiziert so etwas (Price 1939, Steffanson 1960, Roos 1962, Howell 1988). Burger beschreibt, dass er außergewöhnliche Zurückbildungen von Tumoren bei Krebskranken gesehen hat, welche größere Mengen rohes Fleisch gegessen haben. Dadurch schließt sich nach dem Menüführer Gemüse aus. Nach dem spektakulären Rückgang kam der Krebs Monate später manchmal wieder (Burger 1993). Diese Menschen sind dann wahrscheinlich nachlässiger bei der Diätdurchführung geworden, bzw. sättigt rohes Fleisch so allein in der Abendmahlzeit vielleicht mit der Zeit zu wenig, wenn anschließend keine grünen Blätter gegessen werden.
Burger schlussfolgerte nach 40 Jahren instinktiver Rohkosternährung, dass rohes Fleisch doch nicht so gut für die Gesundheit sei und man lieber Insekten und Insektenlarven essen solle (Burger 2015).
Diese Schlussfolgerung ist unlogisch, da Eskimos und Indianer viel mehr rohes Fleisch essen, als die Menschen, welche Burger unter dieser Rohkosternährung beobachtet hat. Wie gesund Eskimos und Indianer mit hohem Fleischverzehr wirklich waren, ist in diesen Publikationen beschrieben. Sie beinhalten Aussagen von Medizinern,

welche diese Menschen vor Ort besucht haben. Einige dieser Ärzte haben diese Ernährung vor Ort über mehrere Jahre praktiziert, um diese am eigenen Körper zu beobachten (Howell 1993, Price 1939, Lutz 1967, Steffanson 1960).

Der dritte Nachteil von Burger: Er hat negative Auswirkungen bei Gemüse- und Fruchtsäften beobachtet. Da er aber Gemüse und Blätter nicht in der Klassifizierung trennt, erkannte er nicht, welchen Vorteil Grassäfte, besonders Weizengrassaft bei Krebskranken haben können. Wenn man diese drei Nachteile ausschaltet, ist das instinktive Ernährungsprogramm mit das Herausragendste, was bisher ein Mensch im Ernährungsbereich erdacht hat. Nach Meinung des Verfassers zählt Burger zu den bedeutendsten Denkern der Menschheit im Ernährungsbereich (Hippocrates 1785). Siehe auch Kapitel Morbus Crohn.

Empfehlung 15

Alle Heilansätze, welche die Ernährung des Patienten nicht berücksichtigen, sind äußerst kritisch zu bewerten.

Wenn Heilpraktiker oder Mediziner Heilansätze empfehlen, ohne die Ernährung in die Diagnostik und Therapie mit einzubeziehen, birgt ein solches Vorgehen immer die Gefahr, nicht das Maximum an Heilmöglichkeiten auszuschöpfen. Eine Krebstherapie ohne Ernährungsberücksichtigung ist unseriös.

Besonders jene Behandlungsmethoden sollten kritisch geprüft werden, welche angewendet werden, ohne dass medizinische Publikationen oder mehrere einwandfrei diagnostizierte Fallbeispiele mit klinisch sehr gut dokumentierten Heilerfolgen vorliegen.

Heilansätze wie etwa die Neue Germanische Medizin oder Krebsheilende Klänge, Elektromagnetische Schwingungen, Natron und dergleichen, mögen im Einzelfall eine Krebsheilung unterstützen oder vielleicht auch bewirken. Eine solche alternative oder konventionelle Krebstherapie für sich allein, ohne professionelles antitumorales Gesamtkonzept, vor allem auch im Ernährungsbereich, trägt das Risiko, nicht das Bestmögliche aller Heilfaktoren für eine maximale Lebensverlängerung zu nutzen.

Empfehlung 16

Die Anwendung einer künstlichen Vitamin-D-Gabe bei Krebskranken ist kritisch zu beurteilen.

Es wurden im Bereich Vitamin-D-Verabreichung zahlreiche Publikationen veröffentlich. Diese lassen derzeit keine endgültigen Aussagen zu (Arends et al. 2015).
Hier muss man sich entscheiden, ob man diesbezüglich jahrzehntelangen klinischen Erfahrung von Medizinern, welche Krebsdiäten bei Patienten durchgeführt haben, Glauben schenken möchte oder tausenden Kurzzeitbeobachtungen. Gerson meint zu Vitamin D, dass er damit sehr negative Auswirkungen gesehen hat. Anfangs gab es durchaus große Besserung, aber Monate später sind die Patienten gestorben (Gerson 1993, S. 67). Es scheint daher angebracht, den negativen Einschätzungen von Wissenschaftlern in Bezug auf die Vitamin-D-Gabe, mehr Gewichtung zu geben, weil sich dies mit den Erfahrungen von Gerson deckt, der ein unglaublich genialer Beobachter war.

Empfehlung 17

Vor- und Nachteile bei der Verwendung von Hanföl mit Cannabinoiden sind genau abzuwägen.

„Es besteht kein Zweifel daran, dass Cannabinoide - sowohl natürliche als auch synthetische - interessante biologische Moleküle sind. Hunderte von Wissenschaftlern auf der ganzen Welt untersuchen ihr Potenzial in Krebs und anderen Krankheiten - sowie die Schäden, die sie verursachen können - zusammengefasst unter der Dachorganisation The International Cannabinoid Research Society*"* (Arney 2012-2015).

„Praktisch alle wissenschaftlichen Untersuchungen, die erforschen, ob Cannabinoide Krebs behandeln können, wurden mit Krebszellen durchgeführt, die im Labor oder an Tiermodellen gezüchtet wurden. Es ist wichtig, vorsichtig zu sein, wenn man diese Ergebnisse bis zu echten Live-Patienten extrapoliert, die dazu neigen, viel komplexer zu sein als eine Petrischale oder eine Maus" (ebd.).

„Durch viele ausführliche Experimente, die in diesem aktuellen Artikel in der Zeitschrift Nature Reviews Cancer *praktisch zusammengefasst sind, haben Wissenschaftler entdeckt, dass verschiedene Cannabinoide (sowohl natürliche als auch synthetische) eine breite Palette von Wirkungen im Labor haben, darunter:*

-- Auslösen von Zelltod, durch einen Mechanismus namens Apoptose
-- Stoppen der Zellteilung
-- Verhindern, dass neue Blutgefäße in Tumoren hinein wachsen
-- Verringerung der Chancen dass sich Krebszellen im Körper ausbreiten, indem sie Zellen daran hindern, sich zu bewegen oder in benachbartes Gewebe einzudringen
-- Beschleunigung der internen „Abfallentsorgungsmaschine" der Zelle – ein Prozess, der als Autophagie bekannt ist – was zum Zelltod führen kann

Jedoch sind es nicht alles gute Nachrichten, denn es gibt auch Hinweise darauf, dass Cannabinoide auch unerwünschte Wirkungen

auf Krebs haben können.
Zum Beispiel haben einige Forscher festgestellt, dass, obwohl hohe Dosen von THC Krebszellen töten können, sie auch entscheidende Blutgefäßzellen schädigen, wenngleich dies ihren Anti-Krebs-Effekt begünstigen kann, indem sie verhindern, dass die Blutgefäße in einen Tumor wachsen. Und unter bestimmten Umständen können Cannabinoide tatsächlich Krebszellen ermutigen zu wachsen, oder können unterschiedliche Wirkungen haben, abhängig von der Dosierung und den Ebenen der Cannabinoid-Rezeptoren, die in den Krebszellen vorhanden sind.
Andere haben entdeckt, dass die Aktivierung von CB2-Rezeptoren tatsächlich die Fähigkeit des Immunsystems beeinträchtigen kann, Tumorzellen zu erkennen und zu zerstören, obwohl einige Wissenschaftler festgestellt haben, dass bestimmte synthetische Cannabinoide die Immunabwehr gegen Krebs verstärken können.

Darüber hinaus können Krebszellen Resistenz gegen Cannabinoide entwickeln und wieder zu wachsen anfangen, obwohl dies durch die Blockierung eines bestimmten molekularen Wegs in den Zellen, die als ALK bekannt sind, umgehen werden kann.

Und noch weitere Forschungen deuten darauf hin, dass die Kombination von Cannabinoiden mit anderen Chemotherapie-Medikamenten noch ein viel effektiver Ansatz sein kann. Diese Idee wird durch Laborexperimente unterstützt, die Cannabinoide mit anderen Medikamenten wie Gemcitabin und Temozolomid kombinieren.

Wie man erwarten könnte, wann immer die Forschung über Cannabis oder Cannabinoide in den Nachrichten auftaucht, gibt es ein großes Interesse in den sozialen Medien. Doch oft stellt sich heraus, dass dieser Rummel die Arbeit nicht realistisch wiedergibt" (ebd.).

Einschätzung
Es ist durch die derzeit zu geringe klinische Datenlage keine wissenschaftlich fundierte Aussage möglich.

Empfehlung 18

Körperliche Bewegung ist ein elementar wichtiger Bestandteil der Heilung

„Zwei neuere Arbeiten geben dem Thema „Bewegung" eine noch höhere Bedeutung (Meyerhardt et al. 2006, Holmes et al. 2005). Sowohl für Patientinnen mit Brustkrebs als auch Patienten mit Darm- und Prostatakrebs konnte gezeigt werden, dass regelmäßiger Sport im Ausdauerbereich eine deutliche Verbesserung der krankheitsbezogenen Prognose bewirkt. ... Es sollten möglichst große Teile der Muskulatur trainiert werden, und die Sportart nur mit wenig Aufwand zu betreiben sein" (Hübner 2012b).
„Körperliches Training bessert die Insulinempfindlichkeit der Gewebe und senkt zirkulierende mitogene Signale. Empfehlungen zur Förderung der körperlichen Aktivität sollten deshalb heute zur Basisberatung jedes Patienten nach Primärtherapie einer Tumorerkrankung gehören" (Arends 2008).

Empfehlung 19

Die Anwendung der Homöopathie, Chinesische Medizin und andere Übungen, wird begleitend zur antitumoralen Therapie empfohlen.

Homöopathie

Wenn es ein Mittel gibt, das frei von Nebenwirkungen ist, aber den Glauben an die Heilung verstärkt, eine positive psychologische Wirkung, auch durch die Zuwendung hat, sollte es bei Personen, die dafür offen sind, begleitend zur antitumoralen Behandlung zur Anwendung kommen. Heute gewinnt nicht immer der Sportler, der am besten ist, sondern der, welcher mental, psychologisch am stärksten ist. Die Wirkung der Homöopathie sollte man eher auf psychotherapeutischer Ebene verstehen und hat hier durchaus ihre Berechtigung und Wirkung (Feinberg 2013, Kaptchuk und Miller 2015).

Chinesische Medizin

Wenn der Patient eine positive Wirkung durch Akupunktur und Ähnliches verspürt, könnte eine zusätzliche körperliche Verbesserung der Gesundheit resultieren.

Empfehlung 20

Eine lebensbejahende Einstellung, eine Heilung auf der psychologischen, seelischen Ebene, auch mittels Meditation, ist ein wichtiger Bestandteil im Gesamtkonzept der antitumoralen Therapie.

Psychologische Heilungen
Neuere Forschungen zeigen immer deutlicher wie wichtig die psychologischen Aspekte bei Krebs sind (Batty et al. 2017). Psychologische Heilaspekte gehören immer in ein Gesamtkonzept der antitumoralen Therapie eingebunden. Wegweisend wird dies von Clement (2012) umgesetzt (Siehe Empfehlung 10). Bemerkenswert ist auch die Methode von Oscar Carl Simonton (1942 - 2009), der im Bereich der Psychoonkologie Bewundernswertes geleistet hat (Simonton 2001, Kaspar 2015 – zwei Taschenbücher zur Selbsthilfe für Betroffene).

Meditation
Die Meditation als Mittel der Entspannung und auch Bewusstwerdung ist sehr wichtig für Tumorpatienten und sollte große Aufmerksamkeit bekommen. Es werden hier auch Heilungen von Asthma und ähnliches beschrieben. Beispielsweise täglich 20 Minuten am Morgen und Abend die Transzendentale Meditation auszuüben und Eckhart Tolle „Jetzt! - Die Kraft der Gegenwart", scheinen einen positiven Einfluss zu bewirken (Meditation 2009, Tolle 2010, Desbordes et al. 2015).

Fragen & Antworten zur Praxis

Was wird unter klinischer Begleitung verstanden?

Es ist wichtig, egal welche Behandlung durchgeführt wird, diese Auswirkungen auf das Krebsgeschehen klinisch zu überwachen. Das gilt auch für die Anwendungen der Empfehlungen aus der Leitlinie der Alternativen Krebsbehandlung. So ist es möglich zu sehen, wie die Therapie wirkt und es kann gegebenenfalls auch eine Therapieänderung vorgenommen werden.

Wie wird Weizengrassaft hergestellt?

Um Weizengrassaft zu erzeugen, benötigt man frisches Weizengras. Dieses Gras kann im Internet gekauft werden, und lässt sich eine Woche lang im Kühlschrank aufbewahren. Es gibt auch Versender welche das Weizengras mit Wurzeln verschicken, sodass die tägliche Bedarfsmenge frisch zur Entsaftung geerntet werden kann. Aus Kostengründen ist bei der Krebsbehandlung der sehr einfache Selbstanbau empfehlenswert.

Folgendes wird benötigt:

1. Weizen (z.B. Drogerie oder direkt vom nächstgelegenen Bio-Bauern Futterweizen erwerben, Bio 7.50 € für 25 kg, konventionell nur 6 €).
2. Ein Eimer mit Erde. (Wiese, Wald, Garten, Maulwurfshügel)
3. Obst/Gemüse-Kisten (Plastik, Holz oder Pappe vom Einkaufsmarkt)
4. dunkle Folie (z.B. große dunkle Müllsäcke)

-- 2 Tassen Weizen 12 Stunden in Wasser einweichen.
-- Die Gemüsekiste mit Papier auslegen und 2-10 Zentimeter mit Erde füllen. Je mehr Erde verwendet wird, desto weniger Gießen ist erforderlich.
-- Erde flach streichen, leicht andrücken, mit der Hand oder einem Stück Holz.
-- Die Erde mit dem 12 bis maximal 24 Stunden eingeweichten

Weizen bedecken. Korn neben Korn, es können auch mal zwei Körner übereinander liegen. (Körner bleiben frei sichtbar liegen, keine Erde!)
-- Leicht anfeuchten. Stehen die Kisten im Freien (ab 20 Grad), dann mit Gießkanne; in der Wohnung Sprüher, kleine Gießkanne oder Tasse.
-- Kiste mit dunkler Folie so abdecken, dass sich die Feuchtigkeit gut hält.
-- drei Tage warten, eventuell die Feuchtigkeit kontrollieren
-- nach etwa 3 Tagen, wenn die Keimlinge 3 Zentimeter lang sind, Plastikfolie entfernen
-- Kisten am Fenster platzieren, draußen im Halbschatten
-- täglich bei Bedarf einmal gießen, wenn es nicht geregnet hat
-- Ab einer Höhe von 10 Zentimeter kann das Weizengras geerntet werden, besser 15, maximal 20 Zentimeter wachsen lassen. Nach frühestens 7 Tagen kann die Ernte beginnen.
-- aller drei bis vier Tage wieder neuen Weizen einweichen, mit der Menge, die man aller drei bis vier Tage braucht, das vereinfacht den Anbau. Exakte Mengenbestimmung: in die mit Papier ausgelegte Gemüsekiste streut man die Körner trocken ein, sodass sie nebeneinander liegen. Danach in einen Messbecher oder Ähnliches geben. Diese Menge nimmt man dann immer je Kiste.

Wichtiger Hinweis: Zu viel Sonne lässt die Blätter bitter werden. Kisten möglichst in den Halbschatten stellen. Bei einem Platz mit direkter Sonneneinstrahlung ist ein in zwei Meter Höhe gespanntes feines Netz zur Beschattung notwendig.

Im Winter ist die Anzucht in der Wohnung erforderlich. Auch hierzu sind Gemüsekisten sehr gut geeignet, weil man sie sehr gut stapeln kann. Nach drei Tagen an einen sonnigen Platz stellen. Mit Abstandshölzern kann ein größerer Turm entstehen. Bei Sonnenschein tagsüber die Kisten ins Freie, in die direkte Sonne stellen.

Damit das Gras nicht höher als circa 20 Zentimeter wird, bei erreichter Höhe abschneiden und im Kühlschrank lagern, weil so der frische süße Geschmack am besten erhalten bleibt. Auch Einfrieren ist möglich. Günstig ist, täglich frisch zu ernten.
Es ist möglich, das Gras einmal nachwachsen zu lassen. Wichtig ist

dabei, das Gras etwas länger wachsen zu lassen und nur auf halber Höhe beim ersten Mal abzuschneiden. Welche Auswirkungen dies auf die Inhaltesstoffe und Heilwirkung hat, müssen Laboruntersuchungen und gegebenenfalls Studien klären.
In klinischen Studien ist es wichtig, den Erntezeitpunkt konstant zu halten. Einige Studien nutzen das Gras erst nach 6 Wochen Wachstum (Mukhopadhyay et al. 2007).

Wie wird der Saft aus Weizengras gepresst?

Wenn keine Presse zur Verfügung steht, kann das Gras mit den Zähnen gepresst werden, indem es ausgekaut wird. So kann man auch tagsüber immer wieder einmal kleinere Mengen aufnehmen. Die Aufnahmemenge lässt sich aber durch die Entsaftung besser kontrollieren und erhöhen. Geeignet sind Handentsafter, beispielsweise aus Edelstahl, welche direkt für Weizengras gedacht sind. Diese können über das Internet bestellt werden.
Für größere Mengen, etwa in der Klinik, gibt es elektrische Entsafter für Gras.

Hinweis: Die meisten elektrischen Entsafter erhitzen das Gras bei der Entsaftung zu stark. Der Greenstar Entsafter presst Gras bei niedriger Temperatur, weil er wie der Entsafter Angel Juicer mit zwei Walzen arbeitet. Durch die kleinere Siebgröße und die Plastikverarbeitung leidet aber die Saftqualität. Für den Klinikbetrieb ist der Angel Entsafter erforderlich.

Bewährt hat sich für Privatpersonen die Methode, das Gras mittels Mixer zu entsaften. Hierbei wird das Gras mit Quellwasser oder gereinigtem Wasser im Mixer zerkleinert, anschließend in ein Sieb gegeben, das sich in einer Glasschüssel befindet. Mit Hilfe eines Löffels wird der Saft durch das Sieb gedrückt oder es wird ein kleines Moskitonetz genutzt, und von Hand ausgepresst. Der Weizengrassaft ist so zwar leicht mit Wasser verdünnt, dadurch aber manchmal angenehmer beim Trinken. Sehr gut funktioniert es mit dem Hochleistungsmixer. Der Behälter vom Bianco ist sehr gut gearbeitet, er benötigt beim Mixen eine geringere Wassermenge als andere Hochleistungsmixer. Vorteil ist die sehr schnelle Herstellung. Pressen, Trinken und Reinigung sind in insgesamt 2 bis 3 Minuten möglich.

Weizengrassaft wird von einigen Personen zusammen mit Zitrone, Äpfeln oder Karotten gepresst, besser vertragen; oder mit Honig, weil der Saft so besser schmeckt.

Bisher ist nichts von negativen Auswirkungen durch eine Überdosierung bei Weizengrassaft bekannt. Allerdings schmeckt es in größeren Mengen unangenehm. Dadurch begrenzt sich die Aufnahmemenge auf natürliche Weise. Günstig scheint, mit kleineren Mengen am Anfang zu beginnen, und sich über mehrere Tage an die tägliche Trinkmenge anzunähern. Gegebenenfalls kann der Saft auch stark verdünnt getrunken werden oder zusammen mit anderen Gemüsearten gepresst werden. Am Anfang gibt es manchmal allergische Reaktionen (Ben-Ary et al. 2002).

Der Saft sollte innerhalb von 10 Minuten nach dem Pressen getrunken werden. Im Hippocrates Programm werden früh und abends je 60 ml Weizengrassaft empfohlen.

Wie werden Sprossen gezogen?

-- Linsen, Erbsen, Sonnenblumenkerne, Radieschen, Buchweizen oder andere Saaten im Bioladen, Drogerie oder beim Großhändler, Bode Naturkost Hamburg erwerben.
-- Ein möglichst großes Schraubdeckelglas ein Drittel mit Samen einer Sorte füllen und mit Quellwasser oder gereinigtem Wasser (Rohark 2014) reichlich füllen.
-- Nach 12 Stunden ein Küchensieb auf die Öffnung des Glases legen, und das Glas so drehen, dass das Wasser abfließt.
-- einmal spülen, d.h. Glas mit Wasser auffüllen und gleich wieder mit Hilfe des Siebes das Wasser vollständig abschütten
-- Glas am besten an einen sonnigen Platz, z.B. Fensterbank stellen.
-- Täglich einmal spülen.
-- Die Sprossen essen, sobald sie angenehm schmecken.
-- Haben die Sprossen den optimalen Zeitpunkt im persönlichen Ge-

schmack erreicht, Glas im Kühlschrank aufbewahren.
-- Günstig ist, kleinere Mengen immer wieder neu anzusetzen.
-- Für größere Mengen können Edelstahltöpfe oder Plastikeimer genutzt werden und als Sieb ein Spritzschutz für Pfannen, aus Edelstahl-Netzgewebe.
-- Günstig ist, mit braunen oder schwarzen Berglinsen zu starten, diese schmecken den meisten sehr gut. Danach kann die gesamte Sortenvielfalt, welche der Handel anbietet, genutzt werden.
-- Lässt man die Sprossen grün werden, wächst ein wunderbar preisgünstiges, grünes, frisches Gemüse, das sogar wunderschön aussieht.

Frische Salatblätter können ebenfalls leicht selbst gezogen werden. Wichtig dabei ist ein sonniger Standort und bei der Ernte immer nur die äußeren Blätter zu entfernen. Sobald der Setzling ein paar große Blätter hat, kann bereits die Ernte beginnen. Also nach 10 Tagen. Je älter die Pflanze wird, umso schneller wachsen die Blätter nach. Ist er ausgewachsen und man entfernt alle äußeren Blätter, ist der Salatkopf nach 14 Tagen wieder bei voller Größe.
Bei wenig Platz empfiehlt sich *vertical gardening*, was unendlich variantenreich ist (Garden Tower 2015). Auch aus Recyclingmaterial können Pflanztürme entstehen, etwa aus alten Eimern vom Maler oder Restaurant. Eine einfache manuelle oder automatische Bewässerung ist leicht umsetzbar, auch gibt es keine Schnecken und unerwünschte Wildpflanzen. Was mit dieser Technik auf einem halben Quadratmeter an Blattmasse erntet wird, ist beeindruckend. Diese Menge frischen Salat in Bioqualität zu kaufen kann 50 € und mehr im Monat kosten. Enorm auch die Umweltentlastung, durch Transport usw.

Multiple Sklerose

Seit einigen Jahren beschäftigt sich die Wissenschaft damit, inwieweit die Darmflora einen Zusammenhang bei der Entstehung von Multipler Sklerose hat. Auf der Neurowoche 2014 in München erklärte Professor Hartmut Wekerle vom Max-Planck-Institut für Neurobiologie in Martinsried, dass die Darmflora ein physiologischer Trigger zu sein scheint. Als Zeichen einer Verbindung zwischen MS und Darmflora gibt es schon seit einiger Zeit Beobachtungen, etwa über das Zusammenwirken von neurologischen Erkrankungen mit Verdauungsstörungen oder chronisch entzündlichen Darmerkrankungen. Auch ist ein starker Anstieg von MS-Erkrankungen, etwa in Japan, durch die moderne westliche Ernährung zu beobachten.
Ebenso gibt es Hinweise bei der Untersuchung an Mäusen, dass eine faserreiche Diät die Erkrankungsrate bei einer der menschlichen Multiple Sklerose ähnlichen Erkrankung deutlich senkt (Schumacher 2014).

Forscher aus Irland von der University of College Cork, legten nun erstmals auch einen Bericht vor, welcher belegt, dass die Regulierung der Schutzhülle um die Nerven durch die Darmflora beeinflusst wird (Hoban 2016).

Auch in Freiburg untersucht ein Team von Neuropathologen des Universitätsklinikums den Zusammenhang zwischen neurodegenerativen Erkrankungen und Ernährung. In der Ausgabe vom Juli 2015 der *Nature Neuroscience* präsentieren die Forscher ihre Ergebnisse. Erstmals konnte jetzt an Mäusen gezeigt werden, dass ein intaktes Immunsystem des Gehirns einen Zusammenhang zu einer gesunden bakteriellen Darmflora hat.
„Unsere Ergebnisse weisen darauf hin, wie wichtig für die geistige Gesundheit eine ausgewogene Ernährung ist, die zur Bildung von kurzkettigen Fettsäuren beiträgt“ so Prof. Prinz.
„Je größer die Vielfalt der Darmbakterien war, desto besser entwickelten sich auch die Mikroglia.“ Mikroglia sind Abwehrzellen im Gehirn, welche gefährliche Keime, wie etwa die von der Zecke übertragene Borreliose, abwehren (Prinz 2015).

Interessant in diesem Zusammenhang sind auch verschiedene Beobachtungen von Medizinern von an Multipler Sklerose erkrankten Patienten. Diese liefern bisher nur Indizien, da noch keine wissenschaftliche Studie dazu durchgeführt wurde.

Semler (2006) stellt in seiner Arbeit eine ganze Reihe von Medizinern vor, welche eine Rohkosttherapie bei Kranken anwendeten. Joseph Evers (1894-1975) ist einer von denen, der unter Rohkosternährung die Krankheitsverläufe von MS-Kranken beobachtete.

„Ende 1945 bat Evers Max Nonne (1860-1959), der auf dem Gebiet der Neurobiologie eine Koryphäe war (siehe Pette 1960), seine Erfolge vor Ort zu begutachten. Evers konnte damals etwa 400 Patienten aufweisen (Evers 1947). Nonne kam mit seinem Mitarbeiterstab von 1946 bis 1950 jährlich 8 bis 14 Tage lang nach Hachen und untersuchte die gebesserten MS-Fälle. Den dabei gewonnenen Eindruck formulierte er wie folgt: «Wir sahen bei den von uns untersuchten, seit mehreren Jahren regelmäßig mehrere Male im Jahr kontrollierten Fällen, mehr Remissionen, tiefer gehende Remissionen und länger dauernde Remissionen, als man es sonst bei größerem und großem Material zu sehen pflegt.« (Nonne et al. 1951).

Die Heilungsmöglichkeit der MS besteht laut Evers (1962b) vor allem im Frühstadium der Erkrankung: «Wenn sofort nach der ersten Feststellung einer multiplen Sklerose meine Diät-Therapie angewandt wird, dann kann man mit einer Heilung in fast 100% der Fälle rechnen.«... Seiner Meinung nach spielt eine lange Krankheitsdauer für den Behandlungserfolg meist eine nachteiligere Rolle als die Schwere des Krankheitsbildes. Die schweren, alten MS-Fälle, die länger als fünf Jahre durchgehend krank sind, können laut Evers (1951/52b) nicht mehr beeinflusst werden.

Evers bemühte sich, seine Erfolge wissenschaftlich zu dokumentieren. Er konnte die beiden Neurologen Georg Rüber (geb. 1922) und Werner Schuppien (1923-1994) dafür gewinnen, die Ergebnisse mit Evers-Diät einer kritischen Bewertung zu unterziehen. Rüber und Schuppien legten eine sorgfältige statistische Dokumentation vor, welche für die Wirksamkeit der Evers-Diät v.a. bei Früherkennungen spricht (Rüber 1953, 1954, Schuppien 1955)" (Semler 2006, S. 102ff).

Unter den von Semler vorgestellten Medizinern befindet sich auch Max Paul (1896-1976).
„Im Jahre 1948 machte Paul Bekanntschaft mit Joseph Evers (1894-1975), der vor dem Ärzteverein Wesermünde einen Vortrag über die diätetische Behandlung der Multiplen Sklerose (MS) hielt. Die Ausführungen von Evers weckten bei Paul das Interesse für diese Therapieform. Vier Wochen später reiste er zur Praxis von Evers in Hachen und besuchte einige MS-Patienten, bei welchen die Evers-Diät zum Erfolg geführt hatte. Paul war sehr beeindruckt. Um die Erfahrungen von Evers zu überprüfen, richtete er in Nordholz eine eigene Spezialstation für MS-Kranke ein, wo exakt nach der Methode von Evers behandelt wurde (Wullstein 1951). Nachdem Paul ein Krankenhaus von 500 MS-Patienten übersehen konnte, berichtete er von seinen Erfahrungen und stellte eine Auswertung von 325 MS-Fällen vor. Die Prozentzahlen von Besserungen stimmt mit jenen, damals von Evers angegebenen Zahlen überein..." (Semler 2006, S. 109).

Morbus Crohn und Colitis ulcerosa

Bei diesen Erkrankungen handelt es sich um chronische Entzündungsprozesse im Darmbereich, wobei Morbus Crohn den ganzen Magen-Darm-Bereich befallen kann und die Entzündungsprozesse tiefer gehen.
Die Fernsehsendung Quarks & Co berichtet in einem Beitrag über eine junge Frau, welcher, anscheinend ohne eine adäquate Ernährungstherapie in Erwägung zu ziehen, große Teile des Darms operativ entfernt wurden (WDR 2017).

Medizinische Sichtweise

Kurzfassung
Eine adäquate Ernährungstherapie wird bei chronisch-entzündlichen Darmerkrankungen nicht empfohlen. Publikationen von Medizinern, welche positive Auswirkungen einer Ernährungstherapie beobachtet haben, werden nicht berücksichtigt. Es gibt nur die medikamentöse und operative Therapie. In der Leitlinie Hoffmann (2014) steht unter „Ernährungsberatung", ein nur 10 Zeilen langer Text. Es sollte je nach *„Schwere der Entzündung"* eine *„Ernährungstherapie ... erfolgen.",„Details sind in der Leitlinie klinische Ernährung bei Chronisch entzündlichen Darmerkrankungen beschrieben[593]."* 593 ist die Quelle (Bischoff et al. 2014).

Es gibt in dieser Leitlinie Bischoff (2014) keine Empfehlungen und keine Beschreibung, wie diese *„Ernährungstherapie"* bei Entzündungen aussehen soll. Das bedeutet, die Ernährungstherapie hat bei Morbus Crohn und Colitis ulcerosa derzeit keinen Stellenwert, da diese nicht in der Leitlinie verankert ist.

In den folgenden fünf Seiten wird genauer auf die Leitlinien eingegangen, was vielleicht eher für die Betroffenen lesenswert ist. Danach wird es unter ***Alternative Sichtweise*** für alle Leser wieder interessant, weil Vollremissionen durch Ernährungsveränderungen vorgestellt werden.

S3-Leitlinie „Diagnostik und Therapie des Morbus Crohn", AWMF-Registriernummer: 021-004, AWMF, 1/2014

*„An direkten medizinischen Kosten wurde dabei zuletzt zwischen 3500 bis 6000 € pro Jahr für einen Patienten M. Crohn errechnet. Insgesamt entfielen **69%** der direkten Kosten allein auf **Arzneimittelkosten**"* (Hoffmann et al. 2014, S. 5).

Schaut man in die Leitlinie hinein, findet man 20 Empfehlungen nur zur Diagnostik und Überwachung, auch Krebsvorsorge. Es folgen 20 Empfehlungen zur medikamentösen Behandlung.

*„ ...wegen des erhöhten Risikos für den Nicht-Melanom-Hautkrebs (NMSC) unter der Therapie mit Thiopurinen (I) und der möglichen Erhöhung des **Risikos für Melanome** unter der Therapie mit anti-TNF ..."* (ebd. S. 25). Die medikamentöse Therapie besitzt als mögliche Nebenwirkung unter anderem auch Krebs.

„Bei Patienten mit Crohn-Colitis ist die Therapie mit Sulfasalazin (3-6g/Tag) wirksam [235,237]; wichtig ist die relativ hohe Nebenwirkungsrate, die zum Abbruch der Therapie bei über 30% der Patienten führt..." (ebd. S. 37).

Die medikamentöse Therapie, welche 69% der Behandlungskosten ausmacht, ist mit sehr starken ***„Nebenwirkungen", „Komplikationen" „Therapieversagen"*** und **Krebsrisiko** verbunden (ebd. S. 24-52).

„ ... kann ein Therapieversuch" mit einem dort genannten Medikament durchgeführt werden. Einige Medikamente sind noch nicht einmal in allen Ländern zugelassen, auch gibt es keine einheitliche Datenlage (ebd. S. 46). Die Wirkung der Medikamente ist ein großes Versuchsfeld für Studien. *„Immer sind allerdings der individuelle Krankheitsverlauf zu berücksichtigen und der Therapieeffekt gegenüber dem **Risiko von Langzeitnebenwirkungen** abzuwägen"* (ebd. S. 52).

Es folgen die Empfehlungen der Chirurgie. Bereits in der ersten Empfehlung heißt es:

„Patienten mit komplexer Erkrankung sollten interdisziplinär diskutiert und ***chirurgische Operationen frühzeitig im Behandlungskonzept*** *berücksichtigt werden"* (ebd. S. 53).
„ ... auf Medikamente nicht anspricht, sollte interventionell endoskopisch oder chirurgisch behandelt werden" (ebd. S. 56).
Die Operation wird frühzeitig in der Behandlung empfohlen. Auch wenn Medikamente nicht den Erfolg bringen, setzt sofort die operative Therapie ein; eine adäquate Ernährungstherapie wird nicht versucht. Unter *„interdisziplinär diskutiert",* ist hier neben der medikamentösen Therapie, lediglich die operative Therapie gemeint, weil es keine Empfehlungen zur Ernährungstherapie in den Leitlinien gibt (Bischoff et al. 2014, Hoffmann et al. 2014).
Es folgen die verschiedenen Operationstechniken, wobei immer wieder Hinweise zu Risiken und Komplikationen vorkommen (ebd. S. 58-60).

Anschließend geht es weiter, wie mit Verwachsungen im Darm (Fisteln), wo sich Eiter bildet usw. umgegangen wird. Antibiotika und Operation sind die einzigen genannten Therapiemöglichkeiten (ebd. S. 61-64.).

Ab Seite 64 erwähnt man weitere Krankheitsaktivitäten; Blutarmut, Vitamin B 12 Mangel, Augen-, Gelenk-, und Hautkrankheiten, Osteoporose usw. *„Eine medikamentöse Behandlung wird empfohlen..."* (ebd. S. 73). Erstmals kommt das Wort „Ernährung" vor. *„Bei Patienten mit nachgewiesenen Oxalatnierensteinen sollte eine oxalatarme Ernährung erfolgen"* (ebd. S. 74).
„Bei notwendiger Medikation in der Stillzeit mit Azathioprin, 6-Mercaptopurin .... ist davon auszugehen, dass diese Substanzen in der Muttermilch nachgewiesen werden können" (ebd. S. 76).

Ab Seite 77 geht es weiter mit Schmerztherapie. Es wird eine medikamentöse Behandlung empfohlen und viele *„Nebenwirkungen"* werden beschrieben.

Auf Seite 78 findet man die große Überschrift ***„Ernährungsberatung".*** Text nur 10 Zeilen. *„Ausgehend von der Schwere der Entzündung, der spezifischen Krankheitssituation und des*

Ernährungszustandes sollte eine Ernährungstherapie im Rahmen einer Beratung durch dafür spezialisierte Fachkräfte erfolgen."

„Eine spezielle Diät für Patienten ist wissenschaftlich nicht belegt. Von Patientenseite aus wird allerdings dem Thema Ernährung eine sehr große Bedeutung zugemessen. Insbesondere bei Unterernährung bei CED ist daher eine Ernährungsberatung zur Gewichtssteigerung sinnvoll. Für weitere Details sei auf die S3-Leitlinie zu klinischer Ernährung bei Chronisch entzündlichen Darmerkrankungen verwiesen [593]" (ebd. S. 78).

Wie sieht diese *„Ernährungstherapie"* aus? 593 ist die Quelle (Bischoff 2014).
Abschluss findet die Leitlinie mit Psychosomatik, Akupunktur, Wermut, Weihrauch, Omega-3-Fettsäuren und Probiotika (Hoffmann et al. S. 81). Es folgen 40 Seiten Studien, Literatur und Quellenangaben.

Zusammenfassung
In der Leitlinie Morbus Crohn – gleiches gilt für Colitis ulcerosa – gibt es nur medikamentöse und operative Behandlung. Eine Ernährungstherapie ist nicht enthalten. *„Details"* in Bischoff und Kollegen (2014).

S3-Leitlinie „Klinische Ernährung in der Gastroenterologie (Teil 4) - Chronisch-entzündliche Darmerkrankungen"

Diese Leitlinie (Bischoff et al. 2014) umfasst 27 Seiten, 7 Seiten davon die Empfehlungen. Die Abkürzung CED ist im ersten Satz erklärt.
„Die Bedeutung der Ernährung bei der Entstehung und Behandlung von chronisch-entzündlichen Darmerkrankungen (CED) wird teilweise kontrovers diskutiert. Klar ist, dass bei CED die Prävalenz von Mangelernährung erhöht ist und dass Mangelernährung die Prognose verschlechtert" (ebd. S. 1).

„Kontrovers diskutiert" bedeutet: Es ist derzeit durch eine zu geringe klinische Datenlage, da keine Studien durchgeführt worden sind, keine Aussage möglich, inwieweit bei CED durch eine Ernährungstherapie eine Heilung möglich ist.

„Empfehlung 1. Stillen kann zur Risikominimierung führen" bei CED (ebd. S. 2).
„Stillen ist die beste Ernährung für gesunde Säuglinge..."

Ab Empfehlungen 4-10 wird der Text – wie bei der Leitlinie Klinische Ernährung in der Onkologie – vom Wort *„Mangelernährung"* geprägt. Empfehlung 8. Hier wird eine Ernährungstherapie empfohlen, aber nur wegen Untergewicht und Mangelernährung.
Ab Empfehlung 12 wird die Trink- und Sondennahrung beschrieben, also künstliche Ernährung, bis Empfehlung 22. Danach folgt die künstliche Ernährung, unter Umgehung des Verdauungstraktes. Nach Empfehlung 24 ist ein Hinweis *„Interessenkonflikt"* der Autoren mit 15 Zeilen enthalten (ebd. S. 8). Ende der Empfehlungen.

Seite 9-27, nur Studien und Quellenangaben. Es gibt keine Informationen über Ernährung, keine Hinweise darüber, was ein Morbus Crohn oder Colitis ulcerosa Kranker essen sollte, um den Krankheitsprozess abzumildern, keine Andeutung, wie so eine *„Ernährungstherapie"* (Hoffmann et al. 2014, S. 78) bei schwerer Entzündung aussehen sollte.

Beim Lesen der Studien fielen Begriffe auf wie: positive Auswirkungen von Gemüsegarten in der Kindheit, langes Stillen, Spontanheilungen der Fisteln, Menschen die in Städten leben haben CED häufiger, Migranten seltener. Viele Studien beschreiben Auswirkungen der künstlichen Ernährung, Operation und Medikamente, auch Vergleiche, welche Therapie besser wirkt, künstliche Ernährung, Operation oder Medikamente. Es war keine Ernährungsstudie dabei.

Im Quellennachweis finden sich Publikationen die sehr interessant sein könnten. In der Leitlinie sind diese Publikationen in Sätze eingearbeitet, wie: *„Es wurde in älteren Arbeiten berichtet, dass Patienten mit CED erhöhte Serumkonzentrationen von IgE aufweisen, insbesondere Patienten mit Morbus Crohn und Patienten im Schub [19]... Patienten mit CED leiden aber vermehrt an Nahrungsmittelunverträglichkeiten im Vergleich zu Kontrollpersonen (65 vs. 14%), wobei nicht klar differenziert wurde zwischen Allergie und Intoleranz [25]. Patienten mit Morbus Crohn und Dünndarmbefall leiden auch häufiger an Laktoseintoleranz, als andere Patienten mit CED oder Kontrollpersonen [26]. Der Vorteil einer Eliminationsdiät in der Behandlung von CED ist wahrscheinlich [27, 28], wenn eine Nahrungsmittelallergie oder -intoleranz nachgewiesen wurde, allerdings liegen hierzu nur wenige Daten zur Colitis ulcerosa vor [29]“* (Bischoff et al. 2014).

Zusammenfassung

Eine adäquate Ernährungstherapie wird bei chronisch-entzündlichen Darmerkrankungen nicht empfohlen. Publikationen von Medizinern, welche positive Auswirkungen einer Ernährungstherapie beobachtet haben, werden nicht berücksichtigt.

Alternative Sichtweise

„Seignalet (1998) behandelte 14 Morbus Crohn-Patienten mit einer vollwertigen rohkostreichen Diät unter Ausschluss von Getreide und Milchprodukten. Er gibt an, dass nach sechs Monaten bei allen 14 Patienten eine vollständige Remission festzustellen war. Die Rückkehr zur vorher gewohnten Kost führte jedoch nach einigen Wochen und Monaten wieder zum Auftreten der typischen Erscheinungen des Morbus Crohn.
Bislang wurden kaum Studien über den Einfluss bestimmter Kostformen auf den Verlauf chronisch entzündlicher Darmerkrankungen durchgeführt (Edman et al. 2000, Galandi und Allgaier 2002). Nach Cashman und Shanahan (2003) besteht dringlicher Forschungsbedarf, die ätiologische und therapeutische Bedeutung der Ernährung bei chronisch entzündlichen Darmerkrankungen aufzuklären. Rohkost wird von vielen Magen-Darmkranken meist besser vertragen, als im Allgemeinen angenommen wird (Dienst 1936, Eppinger 1942, Franck 1938 S. 67, Franke 1958, Kasper 1966, Morét 1967, Schimmel 1973). Sie ist nach Dittmar (1952, S. 42) bei Magen- Darmkranken ohne Bedenken anwendbar, wenn die Nahrung in gut zerkleinerter Form angeboten wird“ (Semler 2006, S. 208).

Ben und Kollegen beobachteten in einer Studie von 23 Patienten mit Colitis ulcerosa eine positive Wirkung durch Weizengrassaft auf den gesamten Krankheitsverlauf. Täglich wurden 100 ml Weizengrassaft verabreicht, über einen Zeitraum von einem Monat (Ben et al. 2002).

DeVogel und Kollegen untersuchen die Wirkung von grünem Gemüse, Spinat, auf die Darmzellen bei Ratten. Chlorophyll hat eine positive Wirkung auf die Darmzellen. Chlorophyllhaltiges Gemüse wird mit einer Schutzwirkung vor Darmkrebs in Zusammenhang gebracht (DeVogel et al. 2005).

Die Studie von Gałecka und Kollegen beschäftigt sich mit den Auswirkungen vom Faecalibacterium auf Morbus Crohn und zeigt damit wie stark eine faserreiche Rohkosternährung diese Krankheit beeinflusst (Gałecka et al. 2013).

„Morbus Crohn geheilt ... Die Anzahl und die Art der Nennung der beiden Tabellen 15 und 16 zeigen bei einer Anzahl von nur 37 Befragten ein sehr eindrucksvolles Ergebnis, vor allem vor dem Hintergrund, daß nur 15 der Befragten die Instinktotherapie einen längeren Zeitraum (>1/2 Jahr) praktiziert hatten" (Nissen 1993, S. 65).

„Schwer für mich zu sagen, wieviele Crohnpatienten Instinkto praktiziert haben. Meine Frau hatte viel mehr Kontakte mit den Leuten und sie könnte besser antworten. Vielleicht zwanzig über diese Jahre. Eine instinktive regulierte Nahrung reduziert automatisch die Entzündungs- und autoimmunen Prozesse. So war es für mich ganz normal, dass die Crohnkrankheit wie alle anderen autoimmunen Krankheiten verbessert werden. Der Fall, der mich am meisten beeindruckt hat, ist der von einem jungen Mann, der in Montramé 4-5 Jahre geblieben ist, mit einer schweren Diagnose angekommen, dem es schnell besser ging, innerhalb zwei Monaten, und dann ganz stabil geblieben ist" (Burger 2017). Siehe Empfehlung 14, die instinktive Rohkosternährung.

Erfahrungsbericht durch das Hippocrates Programm

Paul Nison, Florida
„Als ich zwanzig Jahre alt war, erkrankte ich an Morbus Crohn, einer chronisch-entzündlichen Darmerkrankung. Das Leid und die Schmerzen, die diese Krankheit verursacht, sind kaum auszuhalten. So bekommt man beispielsweise mehrmals am Tag Durchfälle – ohne jede Vorwarnung.
Nach der Diagnose teilte mir der Arzt außerdem mit, ich hätte ein erhöhtes Risiko, an Darmkrebs zu erkranken und meine Krankheit sei nicht heilbar. Ich bekam Medikamente verschrieben, die horrende Nebenwirkungen hatten... Ich hielt zwar nach alternativen Behandlungsmethoden Ausschau, doch es schien keine zu geben. Und die psychische Belastung verschlimmerte die Krankheit zusätzlich...
... Schließlich hörte ich vom Hippocrates Institute und meldete mich dort für einen 3-wöchigen Kurs an. Erstaunt registrierte ich, dass die rohen Nahrungsmittel, die ich dort zu mir nahm und die mich schnell auf den Weg der Besserung führten, genau die gleichen waren, vor denen alle Ärzte mich stets gewarnt hatten. Ich werde nie vergessen, wie ich damals in der Rohkost-Klinik ankam und eine ältere Dame

bemerkte, die an Krücken durch den Park humpelte. Drei Wochen später fiel ich fast in Ohnmacht, als ich dieselbe Dame joggen sah. Ich weiß noch, dass es am Anfang Höhen und Tiefen gab, aber am Ende schaffte ich es doch. Je länger ich auf diese Weise lebe, desto leichter fällt es mir. Ich lebe nun seit dreizehn Jahren so. Mittlerweile ist mir diese Lebensweise selbstverständlich geworden. Wenn ich anderen Menschen erzähle, dass Rohkost ein Heilmittel ist, wollen Sie Beweise sehen ... Doch am überzeugendsten wirkt immer noch meine persönliche Lebenserfahrung: von der absoluten Hoffnungslosigkeit zur Heilung durch rohe, lebendige Nahrung" (Clement, 2012, S. 148). Siehe Empfehlung 10.

Einschätzung

In Anbetracht vom hohen Leidensdruck der Patienten, den hohen Behandlungskosten und Nebenwirkungen, ist eine sofortige Erhebung von weiteren klinischen Daten durch Studien im Bereich der Ernährungstherapie erforderlich. Hierzu sollten als Erstes alle bisherigen Studien und Publikationen gesichtet werden, die bereits veröffentlicht wurden. Alle Therapien bei denen Vollremissionen beschrieben sind, sollten anschließend in Studien mit je 20 Personen einen Monat lang geprüft werden. Es müsste dann bereits eine deutlich sichtbare Veränderung ergeben. Die Therapie mit der stärksten sichtbaren Veränderung sollte über 6 Monate fortgeführt werden.

Es wäre wünschenswert wenn diese Studienergebnisse in den Inhalt der nächsten Leitlinie einfließen.

Es müsste nach dem derzeitigen Studien- und Publikationsstand folgende Inhalte geben:

-- Die Ernährungstherapie ist ein effektives Mittel zur Behandlung von Morbus Crohn und Colitis ulcerosa, und sollte größten Stellenwert bei der Behandlung besitzen.

-- Eine Ernährung, die Blutwerte verbessert und Entzündungsfaktoren absenkt, besitzt größte Bedeutung.

-- Die faserreiche Rohkost ist ein wichtiger Bestandteil der Therapie.

-- Je ursprünglicher und je weniger verarbeitet die Nahrung, desto günstiger ist der Krankheitsverlauf

-- Eine Anwendung von Weizengrassaft wird empfohlen.

Gedanken zur praktischen Umsetzung

„Der Mediziner Fradin (Paris), der die Instinktotherapie in seiner Arztpraxis als Therapie einsetzt und sich mit ihrer wissenschaftlichen Erforschung beschäftigt, hat basierend auf seinen Erfahrungen folgende Übergangsschritte bis zur instinktiven Ernährung entwickelt: Er bezeichnet sie als Phasen »hypotoxischer Ernährung«, da Sinn der einzelnen Phasen ist, die »Toxine«, die mit nichtursprünglichen Lebensmitteln aufgenommen werden, in der Nahrung nach und nach zu verringern:

1. Die Hälfte der Milchprodukte weglassen
2. Milchprodukte ganz weglassen....
3. Alles Gegrillte, Überbackene, usw. weglassen - Maillard Moleküle (alles, was durch Erhitzen, einen braunen Farbstoff entwickelt, einschließlich des Karamellisierten) - kein Kaffee, Getreideprodukte stark einschränken.
4. Erhitzen, Kochen nur noch bis 100 Grad. Alles Getreide nur noch bis 65 Grad.
5. Erhitzen, Kochen nur noch bis 70 Grad. Alles Getreide nur bis 45 Grad.
6. Progressiv übergehen zu instinktiver Ernährung.

Tierische Produkte ein- bis zweimal in der Woche: Fette Fische, Eier, Meeresfrüchte.

Die Zeit der Phasen richtet sich nach dem persönlichen Befinden. (Möller 1991, S. 60f).
Wenn sich ein Übergang in dieser Form wissenschaftlich als sinnvoll erweist, wäre es Aufgabe der Ernährungsberatung, diese Zielvorstellung in praktische Maßnahmen zu „übersetzen“ und aufbauend auf seinem vorhandenen Ernährungsverhalten dem Klienten zu helfen, diese Maßnahmen nach und nach in seiner Ernährung umzusetzen.

Neben der von Fradin entwickelten Methode, die auf dem schrittweisen Weglassen von herkömmlichen Nahrungsmitteln aufbaut, sind zwei weitere Herangehensweisen an die instinktive Ernährung erwähnenswert:

1. Der Weg über Vollwertkost und Rohkostformen hin zur instinktiven Ernährung - also ein schrittweiser Übergang zu immer naturbelasseneren Kostformen. Dieser Weg wird von Möller empfohlen und hat sich ja auch als bereits praktizierte Herangehensweise in der Befragung herauskristallisiert (vgl. Möller 1991, S. 59 und 3.1. Nissen 1993).

Zu untersuchen wäre, ob der erste Schritt hin zu einer naturbelasseneren Ernährung automatisch den Wunsch weckt, diese Entwicklung fortzusetzen - da viele der Befragten diesen Weg gegangen sind, könnte man es vermuten. Es wäre die zwangloseste, natürlichste Herangehensweise.

2. Die Durchführung der instinktiven Ernährung zunächst für einen begrenzten Zeitraum, den man nach Abwägung der erfahrenen Vor- und Nachteile wieder für einen begrenzten Zeitraum verlängert oder auch nicht. Nach Burger erleichtert diese Vorgehensweise es, unbewußte Widerstände zu umgehen: Man wird nicht zum »Gefangenen« eines Systems.

Generell darf nicht vergessen werden, dass Beratung immer nur Hilfe zur Selbsthilfe sein kann und darf - der Klient muß Verantwortung für sein Essverhalten allein übernehmen (können)....

Das Bewusstmachen des eigenen Ernährungsverhaltens gelingt mit Hilfe der Ernährungsprotokollführung recht gut. Die langfristige Änderung des Ernährungsverhaltens ist häufig schwieriger.

Die Ernährungsberatung hat die Aufgabe, individuelle ernährungsphysiologische Forderungen auf der Basis des aktuellen Ernährungsverhaltens des Klienten aufzustellen und ihm zu helfen, diese in seinem zukünftigen Ernährungsverhalten umzusetzen. Dabei müssen auch andere die innere und äußere Situation des Klienten ausmachende Faktoren, die mit dem Ernährungsverhalten zu tun haben, erkannt und berücksichtigt werden. Generell soll Ernährungsberatung Hilfe zur Selbsthilfe für ein langfristig bewusstes und bedarfsangepasstes Ernährungsverhalten sein“ (Nissen 1993, S. 89f).

Der Interessenkonflikt in der Medizin

Synthetische Wirkstoffe herzustellen, welche in der Lage sind Schmerzen zu lindern, gehört mit zu den beeindruckendsten Leistungen der Menschheit. Die Pharmaindustrie mit einem Umsatz von 37 Milliarden Euro 2015 in Deutschland, fast 500 Euro je Bundesbürger, ist ein politisch sehr einflussreicher Lobbyverband, Wirtschaftszweig und Arbeitgeber. Seit 1976, nach dem Contergan-Skandal, gibt es ein Arzneimittelkontrollgesetz. Deswegen musste damals auch der Steuerzahler mit für die Schäden an 5000 Behinderten aufkommen und erhielt der Pharmahersteller nur Teilschuld, weil die Anwälte damit argumentierten, dass der Staat selbst daran schuld sei, weil er die Herstellung von Arzneimitteln nicht überwacht (Oelsner 2015).
Im ZDF Beitrag „Die Welt gehört einer unsichtbaren Gruppe“ vom 18.11. 2016 wird der Autor Hans-Jürgen Jakob interviewt und spricht darüber, wie stark einige wenige Einzelpersonen durch gigantische Geldvermögen Wirtschaftsinteressen lenken. Forschung funktioniert mit Geld. Ein Wissenschaftler kann nur das erforschen, wofür er Geld bekommt; ein Pharmavertreter nur das Produkt bewerben, wofür er Bezahlung erhält; ein Arzt nur die Therapie durchführen, die er bezahlt bekommt; ein Professor an der Universität nur darüber sprechen, wofür er entlohnt wird. *„Sie haben vielleicht die Illusion es geht an der Universität nur um Wahrheit. Aber das stimmt nur, wenn es sich mit Gehalt und Ruf vereinbaren lässt. Wenn es aber im Konflikt mit Gehalt und Ruf steht, dann muss die Wahrheit, ich will jetzt nicht sagen weggeschoben werden. Aber dann untersucht man andere Dinge“* (Ganser 2016).
Schreibt ein Mediziner eine Publikation, muss das drin stehen wofür er bezahlt wird. Durch dieses System ist jeder Medizinstudent, jeder Mediziner, jeder Wissenschaftler immer im Interessenkonflikt eingebunden.

Mediziner und Forscher sitzen wie in einem Zug. Dieser Zug fährt in die Richtung wo Forschung stattfindet. Erforscht wird das, wofür Geld zur Verfügung gestellt wird. Dieses Geld kommt in der medizinischen Forschung zum größten Teil von Konzernen, die durch Einzelpersonen gelenkt werden, welche die Aktienmehrheit besitzen.

Wenn diese Personen wollen, dass die Schienen in Richtung Erforschung einer pharmazeutischen Krankheitsheilung gelegt sind, fährt der Zug in diese Richtung. Kein Arzt, kein Forscher, kein Vorstand eines Pharmakonzerns oder deren Mitarbeiter, keine Krankenhausleitung und deren Angestellte, kein Forschungsinstitut oder gar Politiker, kann das beeinflussen. Der Medizinstudent, Mediziner, Wissenschafter, Krankenhauschef, Leiter der Forschungsanstalt oder eines Pharmaunternehmen kann nicht aus dem Zug aussteigen. Auch ein Krankenhaus muss wirtschaftlich, gewinnorientiert arbeiten, damit es weiterbestehen kann. Der Leiter des Pharmaunternehmens muss den Konzern so leiten, dass er Gewinn bringt. Ein Forschungsinstitut muss das erforschen, wozu Gelder bewilligt werden. Der Wissenschaftler muss aufpassen was er sagt, damit er Gehalt und Ruf behält, auch Studienergebnisse manipulieren und unerwünschte Wirkungen verschweigen, wenn es für die Pharmaindustrie *„kommerziell unakzeptabel*“ ist. Bei einer Überprüfung von 133 randomisierten kontrollierten Studien waren in 80% der Veröffentlichung in großen Medizinjournalen gar keine oder nur unzureichend unerwünschte Wirkungen beschrieben. Dass keine Nebenwirkungen bei Markteinführung genannt werden müssen, ist in den USA gesetzlich festgesetzt. Es bekommt das Medikament, die Therapie, eine Zulassung, wo das meiste Geld geflossen ist und anschließend kommerziell akzeptabel vermarktet werden kann (Arznei-Telegramm 2010).
Dass die 15.000 Pharmavertreter in Deutschland mit mafiösen Methoden um Marktanteile kämpfen, mehrere Milliarden Euro Werbegelder jährlich an Ärzte fließen, Bedrohung und auch ein Menschenleben nichts bedeutet, um Marktvorteile zu erhalten, ist letztendlich, neben den Milliarden von Euro für Produktwerbung, dem Missbrauch des öffentlich-rechtlichen Fernsehens als Werbeplattform, der Beeinflussung von Leitlinien in der Medizin und Politikern, nur die Spitze des Eisbergs. Die Pharmaindustrie ist letztendlich ein Geschäftsmodell wie jedes andere, wo es um Umsatz und Wachstumssteigerung geht (ZDF 2013, Oelsner 2015, WDR 2017, Virapen 2014, 2015, Walter 2011, ARD 2014).
Ein Arzt muss sich diesem System anpassen, wenn er als Arzt arbeiten möchte, muss Verträge unterschreiben, Handlungen durchführen, selbst wenn es ihm missfällt. Nur so kann er im Krankenhaus als Arzt

arbeiten, seinen Beruf ausüben, hat er Aufstiegschancen, wie es in der Dokumentation „Vorsicht Operation“ ARD/3sat (2013) dargestellt ist.
Auszüge daraus:
15 Millionen Operationen im Jahr 2010 in Deutschland bei 80 Millionen Einwohnern. *„Es wäre wirklich blauäugig zu glauben, ein Arzt operiert heute aus reiner Menschenliebe, sondern es ist ein Geschäft, und das funktioniert nur wenn ich Umsatz mache.“* Deshalb haben *„Krankenhäuser gar kein Interesse daran, Operationen zu vermeiden. Denn für Krankenhäuser ist es die einzigste Möglichkeit Umsatz zu machen.... Sie verdienen auch nichts daran, wenn Sie von einer Operation abraten. Die einzigste Möglichkeit Geld zu verdienen ist operieren. Das führt dazu, dass immer mehr Operationen gemacht werden.“* Prof. Dr. Michael Porter.
„Wenn ich Operationen belohne, dann tue ich die häufiger. Das ist ganz normal. Eine Gesellschaft verhält sich danach, wo die Wurst hängt. Ich tue das, wovon ich am meisten Nutzen habe.“ Prof. Dr. Edmund Neugebauer.
„Wenn Kliniken bemüht sind Gewinn zu machen, bleibt die Gesundheit auf der Strecke. Ehrlich darüber reden, kann nur jemand, der raus ist aus dem System.“
Um den Gewinn des Krankenhauses zu optimieren, werden Zielvereinbarungsverträge eingesetzt. Der Arzt verpflichtet sich vertraglich mit dem Krankenhaus, besonders viele Patienten für die Behandlung zu gewinnen, die zu ihm ins Sprechzimmer kommen. Je mehr Patienten der Arzt für die Therapie überzeugen kann, desto höher ist sein Bonus. Bleibt er unter dem Mindestziel, kommt es zu Sanktionen.
Diese Zielvereinbarungen gibt es auch in der Onkologie. Ein solcher Vertrag, aus der Onkologie, wird in der Minute 20 der Dokumentation vorgelegt. Der Arzt bekommt in diesem Vertrag einen Bonus von 34.000 Euro, wenn er 190 Krebspatienten für die Therapie gewinnt.
Viele Chefärzte bekommen befristete Verträge, als Druckmittel. Nur wenn der Umsatz stimmt, kommt die Vertragsverlängerung. *„Jeder zweite Chefarzt bekommt heute einen Zielleistungsvertrag. Die Deutsche Krankenhausgesellschaft sieht Zielvereinbarungen schon in ihren Musterverträgen vor.“* Daraus zitiert: *„Für die Erreichung der vereinbarten Fallzahlen seiner Abteilung (gegebenenfalls Aufschlüsselung je DRG) erhält der Arzt einen Bonus in Höhe von ... €“*

(Minute 21).
„Wenn Sie diese Verträge ablehnen, werden Sie ein Karriereproblem haben. Wenn Sie solche Verträge ablehnen, lehnen die Kliniken eben Sie ab.“ Anonymer Arzt.
Nur für 20% der chirurgischen Eingriffe gibt es einen Studiennachweis.
„Ich nehme jetzt mal ein Parallelbeispiel. Das Auto ist kaputt, ich fahre zur Werkstatt, und hole ihn am Abend wieder ab und er sagt: Es tut mir Leid, ich habe den ganzen Tag daran geschraubt, das kostet so und so viel, aber ihr Auto ist immer noch nicht fahrtüchtig. Zahlen Sie demjenigen die Leistung? Doch wohl nicht, sondern erst wenn das Auto repariert ist. Warum verhalten wir uns im Gesundheitswesen so viel anders?“ Prof. Dr. Edmund Neugebauer. Institut für Forschung in der operativen Medizin (ARD/3sat 2013).

Vielleicht kann diese Veränderung nur von unten beginnen, indem der Endkunde, der letztendlich die Behandlung und Pharmaforschung bezahlt, sich selbst besser informiert und stärker die Therapie einfordert, welche er für richtig hält. Wenn der Arzt nur durch Medikamente, Impfungen, Operationen, Bestrahlungen und Chemotherapie Geld verdient, gibt es keinen Anlass, objektiv und kritisch diese Therapien zu beurteilen, oder gar Weizengrassaft, Fasten und anderes zu empfehlen, welche nicht bezahlt werden.

Viele Mediziner bedauern, dass es etwa im Bereich Fasten, oder auch Ernährung, keine Gelder zur Forschung gibt, obwohl es so unglaublich interessant scheint (ORF 2015, Minute 30). Im gesamten Medizinstudium hört der Student beispielsweise nichts über Fasten, wie es als therapeutisches Mittel zur Heilung von Krankheiten eingesetzt werden kann. Während meiner Vorlesungszeit suchte ich einmal dieses Wort im Schlagwortregister der Bibliothek. Es fehlte. Der Bibliothekar teile mir auf Nachfrage mit, dass die medizinische Fachbibliothek, mit Millionen von medizinischen Büchern, nicht ein einziges Buch zum Thema Fasten besitzt. Es war mir nur möglich, lediglich 4 oder 5 Bücher auszuleihen, die ein Kapitel über Fasten enthielten. Wieviel weiß darüber ein Mediziner, beziehungsweise was für ein Interesse hat er an dieser Therapie, wenn das Krankenhaus das Fasten nicht bezahlt bekommt? Einmal hatte ich das Glück eine

Person zu treffen, die in Deutschland in einer Klinik als Therapie ca. 14 Tage gefastet hatte. So selten, fast ein Wunder, so einem Menschen einmal zu begegnen. Es gibt nur zwei dieser Kliniken in Deutschland mit insgesamt etwa 100 Betten, bei 80 Millionen Einwohnern (ORF 2015).

Nur klinische Daten, Studien, haben wissenschaftlich fundierte Aussagekraft. Im Bereich der Chirurgie sind 80% der Eingriffe ohne Datenlage. Das System in der Medizin ist sehr undurchsichtig. Niemand weiß, welche Therapie, welcher Onkologe die höchste Überlebensrate bei Krebs erzielt. Das derzeitige System erlaubt keine Kontrollmöglichkeit (ARD/3sat 2013).

Auch viele Informationen, von öffentlichen Plattformen, Krebsinformationsdienst, Fernsehen, Ärzte ohne Grenzen, Bundesinstitut für Risikobewertung ... sind beeinflusst vom Interessenkonflikt und besitzen für viele ihrer Aussagen keinen Publikations- und Studiennachweis zur gesundheitlichen Wirkung. Auch werden Studiendaten in einer Weise interpretiert, welche die derzeitigen Daten nicht hergeben. Vier Beispiele von tausenden:

„Ärzte ohne Grenzen“
„NEUE IMPFUNG: TOD TAUSENDER KINDER KANN VERHINDERT WERDEN. Jeden Tag sterben gegen 1‘300 Kinder an den Folgen von schwerem Durchfall. Epicentre, die Forschungsabteilung von MSF, konnte nun im Niger einen neuen Impfstoff gegen Rotaviren erfolgreich testen“ (Ärzte ohne Grenzen 2017).
In der betreffenden Studie steht zur Mortalität (Sterberate):
„Overall, there was no significant difference in mortality between the vaccine group and the placebo group (27 deaths and 22 deaths, respectively; P=0.48). - Insgesamt gab es keinen signifikanten Unterschied in der Mortalität zwischen der Impfstoffgruppe und der Placebo-Gruppe (27 Todesfälle und 22 Todesfälle, bzw. P = 0,48)“ (Isanaka et al. 2017).

„Krebsinformationsdienst“
„Andere Krebsdiäten sind sogar gefährlich. Dazu zählt beispielsweise die „Krebskur total nach Breuss“, bei der die Ernährung 42 Tage lang

nur aus Säften und Tees besteht. Auch die aus den USA stammende Gerson-Diät in der ursprünglichen Fassung gehört dazu. Sie kombiniert eine streng vegetarische Ernährung mit Kaffee-Rizinus-Einläufen. Patienten erhalten nicht nur zu wenige Kalorien und Nährstoffe, sie verlieren außerdem wichtige Mineralstoffe, mit schwerwiegenden Folgen für den Stoffwechsel" (Krebsinformationsdienst 2014). Welche wissenschaftlichen Quellen belegen, dass Krebsdiäten wie die Breuss-Kur oder die Gerson-Diät gefährlich sind, dass solche Aussagen, in einer Plattform, die vorgibt, neutral und wissenschaftlich fundiert zu informieren, gerechtfertigt sind?

„Bundesinstitut für Risikobewertung"

Im Artikel *„Mögliche gesundheitliche Risiken durch kontaminierte Lebensmittel in Krankenhausküchen können durch geeignete Maßnahmen minimiert werden."* stellt das Bundesinstitut für Risikobewertung ihre Vorstellungen zur Ernährung im Krankenhaus vor. Dieser Text ist in Abstimmung mit dem Robert Koch-Institut entstanden. Darin ist zu lesen:

„3.3.1 Speisenauswahl

Um das Risiko für die Patientinnen und Patienten zu minimieren, sollte auch die Warenbeschaffung in die Gefahrenanalyse einbezogen werden. Lebensmittel, die besonders häufig mit antibiotikaresistenten und/oder pathogenen Bakterien kontaminiert sind (z.B. rohe Eier, frisches Geflügelfleisch, rohe Sprossen und Keimlinge, frische Kräuter), sollten nach Möglichkeit durch stärker verarbeitete Produkte (z. B. Convenience Food, Konserven) ersetzt werden, um den Eintrag in die Krankenhausküche zu minimieren" (BfR 2016).

Welche Studie hat denn gezeigt, dass durch eine Ernährung mit Konserven und Convenience Food Infektionskrankheiten, Durchfälle, entzündliche Erkrankungen und tödliche Krankheitsverläufe durch Infektionen beim Normalpatient (ohne Organtransplantation) niedriger sind als bei Patienten, welche eine Rohkostgabe von Sprossen, Kräutern und rohen Eiern bekommen?

„Odysso SWR"

In der Sendung Odysso (2016): *„Was essen wir eigentlich?"*, wird der Eindruck erweckt, dass Menschen, die rohe Lebensmittel mit mikrobiologischer Belastung verzehren, ein höheres Gesundheitsrisiko

für Infektionskrankheiten besitzen. Auch wird behauptet, dass durch die Erhitzung von Rohkost auf 70 Grad eine Schutzwirkung gegen schwere Verläufe von Lebensmittelinfektionen wie EHEC entsteht. Ebenfalls wird behauptet, dass durch den Verzehr von erhitzten tierischen Produkten der Mensch gesünder wird, die Gefahr abnimmt, gefährliche Krankheitsverläufe bei Hepatitis-E-Subtyp-3 (HEV-Subtyp-3) zu erleben.
„Hepatitis E ist bislang nur wenigen bekannt. An dieser Leberkrankheit sterben weltweit, jedes Jahr viele 10.000de Menschen, und Schuld sind unzureichende Hygienestandards“ (ebd.).

Welche Publikationen und Studien belegen, dass Personen, welche tierische Produkte ausschließlich erhitzt verzehren, gesünder sind, auch gegebenüber Lebensmittelinfektionen, als Menschen welche regelmäßig rohe tierische Produkten zu sich nehmen?
Welche Publikationen und Studie belegen, dass für die Todesfälle bei Hepatitis E Hygienestandards verantwortlich sind und nicht beispielsweise ein schwaches Immunsystem, verursacht durch erhitzte pflanzliche und tierische Nahrungsmittel, Medikamente und andere das Immunsystem schwächende Faktoren in der Lebensweise?

Trotz mehrfacher Nachfrage wurde von keinem der Verfasser dieser Beispiele ein Publikations- und Studiennachweis für diese Behauptungen erbracht.

Was heutzutage oft als Wahrheit verkündet wird, ist bewusste Desinformation, um die Öffentlichkeit zu täuschen. Nur umfangreiche Bildung aus vielen Quellen und die eigenen Beobachtungen helfen, diese Manipulationen zu erkennen (ARD 2016, Pollmer 2017).

Besonders im Internet gibt es Plattformen, anscheinend von der Pharmaindustrie finanziert, welche bewusst Desinformationen verbreiten (Hüther 2014). Drei Beispiele:

1. Evers-Diät: *„In seiner siebenseitigen Publikation über seine Diätform berichtete Evers eher oberflächlich über die angebliche Heilung von fünf an Multipler Sklerose erkrankten Patienten“* (Psiram 2014). Hier wird der Eindruck erweckt, Evers hätte nur eine

Publikation mit sieben Seiten geschrieben. Mindestens sind es 23 Publikationen, einige umfassen hunderte Seiten (Semler 2006, S. 421). Ein Vergleich dieses Textes mit der Dissertation von Semler (2006, S. 101-104), ist sehr aufschlussreich. Siehe auch Kapitel Multiple Sklerose, hier im Buch.

2. Weizengrassaft: Zur „*wissenschaftlichen Studienlage*" ist zu lesen: „*Laut der American Cancer Society gibt es keine verfügbaren wissenschaftlichen Erkenntnisse, die für eine Weizengrasdiät eine Krankheit heilende oder einer Krankheit vorbeugenden Wirkung belegten [3]*" (Psiram 2017a). Diese einseitige Quellenrecherche hinterlässt den Eindruck, es gibt keine Studien mit positiver Wirkung zu Weizengrassaft. Es gibt viele Studien und alle mit positiver Wirkung, sogar einige zu Krebs, wo die Anwendung von den Autoren empfohlen wird (Siehe Empfehlung 6).
Auch werden Nebenwirkungen beschrieben: „*...Weizengrassafts stößt auf das Problem der Unverdaulichkeit bestimmter Pflanzenfasern*" (ebd.).
Weizengrassaft, wie er beispielsweise von Cassileth und Kollegen (1991), Des und Kollegen (2006), Artamonva und Kollegen (2008), Arya und Kollegen (2011) oder im Hippocrates Institute (Clement 2012) bei Krebskranken zur Anwendung kommt, ist wie jeder Saft, frei von Pflanzenfasern.
Bei den Aussagen, Behauptungen, zu den Nebenwirkungen fehlen die Publikations- und Studiennachweise.

3. Joachim Mutter: Hier wird beispielsweise geschrieben. „*Bis 2008 war er an der Universitätsklinik in Freiburg am Institut für Umweltmedizin und Krankenhaushygiene tätig, das wiederholt durch Projekte mit pseudomedizinischen Inhalten in Erscheinung getreten ist*" (Psiram 2015). Als „*pseudowissenschaftlichen Lehr- und Forschungsinhalt*" ist unter anderem zwei mal die „*Ernährungstherapie*" aufgeführt (Psiram 2017b).
Mutter forscht unter anderem im Bereich der künstlichen Sondenernährung. Er hat anscheinend Lebensverlängerung beobachtet, wenn statt der sterilisierten Sondennahrung mit Milchpulver, Zucker ... (NestléHealthScience 2017), frisch gepresste Gemüse-Wildkräutersäfte mit rohem Eiergelb ... als künstliche Ernährung über die

Magensonde verabreicht werden (Mutter 2016).
Ebenfalls ist zu lesen *„zitiert die Fachliteratur selektiv einseitig"* (Psiram 2015). Auch hier fehlt für diese Behauptung der Nachweis an Publikationen und Studien und die wissenschaftlich fundierte Begründung.

Wirklich ehrliche, objektive, wissenschaftlich fundierte Informationen sind heute selten. Jeder Patient, auch Mediziner, jeder Erdenbürger ist wie ein Teilnehmer einer großen Werbeveranstaltung. Die medizinische Behandlung durch die „Götter in Weiß", scheint eine Vertrauenssache, eine Glaubensangelegenheit, zu sein.

Schlussbemerkung

„Wenn man neue Moleküle erfindet, dann macht man das, um irgendwie die Natur zu beeinflussen. Wenn man krank ist, Medizin heilt, aber damit hat man die Natur beeinflusst. Wenn man versucht, Pflanzen besser wachsen zu lassen, so dass die Insekten die Pflanzen nicht auffressen, so beeinflusst man damit die Natur. Da kommt natürlich immer, mit etwas Positiven vielleicht etwas Negatives. Die Kunst ist, das Negative zu kontrollieren und das Positive nach vorn zu bringen." Dr. Marijn Dekkers, Ex-Vorstandsvorsitzender der Bayer AG (ARD 2014).
Ob dieser Grundgedanke der pharmakologischen Heilung wirklich besser ist als natürliche Heilmethoden, wird sich erst zeigen, wenn auch natürliche Therapien in klinischen Studien untersucht werden (Semler 2006 S.79-82 und 114, Grote und Brauchle 1941).

Die Entscheidung, für welche Art der Behandlung sich ein Krebskranker entscheidet, kann ihm niemand abnehmen. Man kann eine konventionelle Therapie wählen, wo man weiß, der Arzt kennt nichts Anderes und kann nur durch Operation, Bestrahlung und Medikamente Geld verdienen. Oder er entscheidet sich für eine Therapie, welche für Pharmakonzerne kommerziell unakzeptabel ist, wo keine Gelder zur wissenschaftlichen Erforschung zur Verfügung gestellt werden und Professoren und Doktoren mit Interessenkonflikt abraten,

wo also Mediziner, die keinerlei Studien hierzu durchgeführt haben, oft noch nicht einmal Publikationen und Studien dazu kennen, die Erfahrungsberichte nicht prüfen, sondern immer nur für ungültig erklären, seien die Günde auch noch so nichtig.
Wie katastrophal Ärzte in ihrer Therapieentscheidung daneben liegen können, sieht man an der Behandlung von chronisch-entzündlichen Darmerkrankungen. Warum sollte es bei Krebs, beispielsweise Magenkrebs, wo 65% der Patienten trotz Behandlung in den ersten 5 Jahren sterben, anders sein?
Oder man nimmt die konventionelle Krebstherapie und versucht, die Nebenwirkungen so weit wie möglich mit einer Alternativen Behandlung zu minimieren, versucht die Ernährung zu verändern, nimmt Weizengrassaft usw.

Etwa 450.000 Menschen erkranken jedes Jahr neu in Deutschland an Krebs, 225.000 Menschen sterben jedes Jahr daran, trotz konventioneller Behandlung (RKI 2017).
Gerade in der Palliativmedizin scheint bei älteren Patienten der Einsatz der Chemotherapie, wegen der starken Nebenwirkungen auf das Immunsystem, mehr als fraglich. Auch gibt es hierzu keine klinischen Daten, welche die Wirkung dieser Maßnahme bezüglich verlängerter Überlebenszeit belegen. Gesichert aber ist der wirtschaftliche Nutzen.

Wenn es eine deutliche Steigerung in der Lebensverlängerung bei Menschen mit Krebserkrankung geben soll, muss eine ergebnisoffene Forschung in allen Bereichen beginnen. Nur diese gibt uns die Sicherheit, die bestmögliche Therapie mit maximaler Lebensverlängerung für jeden einzelnen Krebspatienten zu erkennen.

Allen Medizinern, allen Forschern, allen Heilpraktikern, allen Heilungssuchenden, viel Erfolg!

Danksagung

Hiermit ein ganz herzlicher Dank an alle Mitwirkenden für ihre wunderbare, beeindruckende Arbeit. Es ist enorm, wie viel Zeitaufwand manchmal in einer einzigen Zeile steckt, oder in einer kleinen Klammer mit Name und Jahreszahl. Oder wenn nach tagelanger Recherche gesagt werden musste: „Ok, nicht aussagekräftig genug, wird weggelassen.“ Wie viel Zeit und Arbeit auch in einer Klammer mit Namen und Zahl steckt, etwa bei Price (1939)! Ein unglaublich aufwendiges Werk, wie viel Zeit, Geduld, Begeisterung für die Forschung! Oder Gerson (1930 u. 1954), da liefert jemand die Arbeit von einem ganzen Menschenleben ab. So ist das mit jeder angegeben Quelle.
Vielen Dank auch an die Wissenschaftler für ihre Publikationen und für die persönlichen Zusendungen. Besonderen Dank an Edmund Semler (2006), der mit seiner Dissertation hervorragende Vorarbeit geleistet hat und an das Deutsche Krebsforschungszentrum in Heidelberg.

Hochachtungsvoll
Sven Rohark

Um die wissenschaftliche Forschung zu unterstützen, werden Unterlagen zur Alternativen Krebsbehandlung gesammelt

Wenn Sie eine positive oder negative Wirkung durch eine Alternative Krebstherapie erfahren haben, auch von einem Angehörigen, dann melden Sie sich bitte.

Schicken Sie bitte eine Kopie vom Personalausweis, die medizinischen Unterlagen (Original oder Kopie), zusammen mit einer genauen Beschreibung der Alternativen Behandlung und einem ausführlichen Erfahrungsbericht an folgende Adresse:

Hein-Verlag
Kennwort: Alternatives Krebsregister
Döbelner Str. 11
04749 Ostrau.

Alle Einsendungen werden vollständig, nach Eingangsdatum sortiert, gesammelt und Fachleuten zur Begutachtung zur Verfügung gestellt. Bitte immer mit Adresse, möglichst auch Telefonnummer, damit eine weitere Befragung durch die Person, welche diese Unterlagen begutachtet, möglich ist. Die eingesendeten Unterlagen unterliegen der Schweigepflicht. Sie geben durch die Einsendungen jedoch ihre Zustimmung, diese Daten in einer Auswertungsstudie zu verwenden, und dass Kopien der Unterlagen angefertigt werden dürfen.

Falls Sie Interesse daran haben, dass Ihr Erfahrungsbericht, egal ob positiv oder negativ, veröffentlicht wird, vermerken Sie bitte deutlich „Zur Veröffentlichtlichung freigegeben“.
Gern können Sie uns auch Heilungsberichte von anderen Krankheiten zukommen lassen.

Quellennachweis

Adam O, et al: Antiinflammatory effects of a low arachidonic acid diet and fish oil in patients with rheumatoid arthritis. Rheumatol Int 23 (1) : 27-36, 2003

Altman DJ, Bland JM: Absence of evidence is not evidence of absence. Brit Med J 311 : 485, 1995

Amici M, Bonfili L, Spina M, Cecarini V, et al: Wheat Sprout Extract Induces Changes On 20S Proteasomes Functionality. University of Camerino, Department of Biology M.C.A., 62032 Camerino (MC), Italy 2008

Anand P, Kunnumakkara AB, Sundaram C, et al. Cancer is a preventable disease that requires major lifestyle changes. Pharm Res. 25 (9): 2097–2116, 2008

ARD/3sat: Vorsicht Operation https://youtu.be/NsOSUtVAAgo 2013

ARD: Das schmutzige Geschäft von Bayer. einsfestival, https://youtu.be/vO9iUUzaaNE, 2014

ARD: Im Land der Lügen – Wie uns Politik und Wirtschaft mit Zahlen manipulieren. https://m.youtube.com/watch?t=426s&v=2TLpa6nhogI, 2016

Arends J: Das Interview, Ernährung bei Pankreaskarzinom. Haug Verlag im MVS, DOZ 40 (3): 128-129, 2008

Arends J, Bertz H, S. C. Bischoff SC et al: S3-Leitline der Deutschen Gesellschaft für Ernährungsmedizin e. V. (DGEM) in Kooperation mit der (DGHO), der (ASORS) und der (AKE) Klinische Ernährung in der Onkologie. Aktuel Ernahrungsmed 40: e1–e74, 2015

Arney K: Cannabis, cannabinoids and cancer – the evidence so far. Cancer Research UK, 2012-2015

Artamonova E, Demidov L, Kharkevitch G, Manziuk L, Pirogova N: Adjuvant fermented Wheatgrass extract (Avemar) nutraceutical improves survival of high-risk skin melanoma patients: a randomized, pilot, phase II clinical study with a 7-year follow-up. Cancer Biotherapy Radio-pharmaceuticals Vol23.4:(5):669, 2008

Arya P, Kumar M: Chemoprevention by Triticum Aestivum of Mouse Skin Carcinogenesis Induced by DMBA and Croton Oil – Association with Oxidative Status. Asian Pacific J Cancer Prev, 12:143-148, 2011

Arznei-Telegramm: Im Blickpunkt Firmenfinanzierte Forschung – Erhebliches Manipulationspotential, Die Informationen für Ärzte und Apotheker, neutral, unabhängig und anzeigenfrei, http://www.arznei-telegramm.de/html/2010_01/1001001_01.html, 41: 1-3 1/2010

Ärzte ohne Grenzen: Rotavirus, Médecins Sans Frontières (MSF), http://www.msf.ch/lp/2017/03/rotavirus/index_de.html, 2017

Audier AG: Immunotherapie metastasierender Malignomen. Medizinische 21 (40) : 1860-1864, 1959

Ausschuss des Preußischen Landesgesundsheitsrates: Die Bedeutung der von Sauerbruch, Hermannsdorfer und Gerson angegebenen Diät bei der Behandlung der Tuberkulose. Veröffentlichungen aus dem Gebiete der Medizinalverwaltung 32 (5) : 541-632, 1930

Austin S, Dale EB, DeKadt S: Long term follow-up of cancer patients using Contreras, Hoxsey and Gerson therapies. J Naturopathic Med 5 (1): 74-6, 1994

Bálint G, Apáthy A, Gaál M, Telekes A, Resetár A, Blazsó G, Falkay G, Szende B, Paksy A, Ehrenfeld M, Shoenfeld Y, Hidvégi M : Effect of Avemar a fermented wheat germ extract on rheumatoid arthritis. Preliminary data. Clin Exp Rheumatol 24(3):325-8, 2006

Barber FD: „Management of fever in neutropenic patients with cancer"; aus: Nursing Clinics of North America, Ausgabe 36, Seite 631 - 644; nur als Abstract verfügbar, 2001

Bar-Sela G, Tsalic M, Fried G, Goldberg H : Wheat grass juice may improve hematological toxicity related to chemotherapy in breast cancer patients: a pilot study. Nutr Cancer. 58(1):43-48, 2007

Batty GD, et al: Psychological distress in relation to site specific cancer mortality: pooling of unpublished data from 16 prospective cohort studies. PubMed 2017

Bausewein et al: Leitlinienprogramm Onkologie (Deutsche Krebsgesellschaft, Deutsche Krebshilfe, AWMF): Palliativmedizin für Patienten mit einer nicht heilbaren Krebserkrankung, Langversion 1.1. AWMF-Registernummer: 128/001OL, 2015

Ben AE, Goldin E, et al: Wheat Grass Juice in the Treatment of Active Distal Ulcerative Colitis: A Randomized Double-blind Placebo-controlled Trial. Vol. 37, No. 4 , S. 444-449, 2002

Berrigan D, Perkins SN, Haines DC, Hursting SD: Adult-onset calorie restriction and fasting delay spontaneous tumorigenesis in p53-deficient mice. Carcinogenesis 23:817-822, 2002

Bertz H, Zürcher G: Ernährung in der Onkologie: Grundlagen und klinische Praxis. S. 238-239, 2014

BfR: Mögliche gesundheitliche Risiken durch kontaminierte Lebensmittel in Krankenhausküchen können durch geeignete Maßnahmen minimiert werden. Stellungnahme Nr. 019/2016 des BfR in Abstimmung mit dem RKI vom 5. Juli 2016

Bischoff SC, Koletzko B, Lochs H et al. S3-Leitlinie der Deutschen Gesellschaft für Ernährungsmedizin (DGEM) in Zusammenarbeit mit der Gesellschaft für klinische Ernährung der Schweiz (GESKES), der Österreichischen Arbeitsgemeinschaft für klinische Ernährung (AKE) und der Deutsche Gesellschaft für Gastroenterologie, Verdauungs- und Stoffwechselkrankheiten (DGVS). Klinische Ernährung in der Gastroenterologie (Teil 4) – Chronisch-entzündliche Darmerkrankungen. Aktuel Ernahrungsmed, 39: e72-e98, 2014

Boffetta P, Couto E, Wichmann J et al. Fruit and vegetable intake and overall cancer risk in the European Investigation into Cancer and Nutrition (EPIC). J Natl Cancer Inst 102: 529 – 537, 2010

Bozzetti F, Mori V. Nutritional support and tumour growth in humans: a narrative review of the literature. Clin Nutr 28: 226 – 230, 2009

Bozzetti F. Nutritional support in patients with oesophageal cancer. Support Care Cancer 18 (Suppl. 02): S41 – 50, 2010

Bradbury KE, Appleby PN, Key TJ: Fruit, vegetable, and fiber intake in relation to cancer risk: findings from the European Prospective Investigation into Cancer and Nutrition (EPIC). Am J Clin Nutr 100 (Suppl. 01): S. 394 – 398, 2014

Brandhorst S, Wei M, Hwang S et al. Short-term calorie and protein restriction provide partial protection from chemotoxicity but do not delay glioma progression. Exp Gerontol 48: 1120 – 1128, 2013

Breslow L: Public health aspects of weight control. Am J Public Health Nations Health 42:1116–1120, 1952

Breuß-Kur: http://www.Breuß-kur.de/gaestebuch.html, 2017

Breuß R: Krebs Leukämie und andere scheinbar unheilbare Krankheiten mit natürlichen Mitteln heilbar. 1990

Buholzer FM: Bedeutung der von Sauerbruch, Hermannsdorfer und Gerson entwickelten Diät bei der Behandlung der Tuberkulose. 2002

Burger GC: Die Rohkosttherapie. Heyne-Verlag, 1988

Burger GC: Instinkto I Vortrag in Frankfurt/Main, wurde auch als Audiokurs, 6 Kassetten, damals verkauft, 1993

Burger GC: Vortrag Frankreich Treffort, Sommer 2015

Burger GC: Persönliches Gespräch, 24.2.2017

Bürger M: Antiphlogistische Ernährung. Dtsch Med Wschr 63 (12) : 475-477, 1937

Campbell TC, Junshi Chen, Chongbo Liu, Junyao Li and Banoo Parpia: Nonassociation of Aflatoxin with Primary Liver Cancer in a Cross-Sectional Ecological Survey in the People's Republic of China, 1990

Campbell TC, Chen J. Diet and chronic degenerative diseases: perspectives from China. Am J Clin Nutr., 59: S. 1153S–1161, 1994

Campbell TC, Parpia B, Chen J. Diet, lifestyle, and the etiology of coronary artery disease: The Cornell China study. Am J Cardiol. 82:18T–21T., 1998

Campbell TC, Campbell TM. The China Study. Callas TX: BenBella Book; 2005

Canzler H: Die Ernährung des Krebskranken. In: Deutsche Gesellschaft für Ernährung: Ernährung und Krebs. Wissenschaftliche Verlagsgesellschaft, Stuttgart, S. 141-156, 1983

Cashman KD, Shanahan F: Is nutrition an aetiological factor for inflammatory bowel disease? Eur J Gastroenterol Hepatol 15 (6) : 607-613, 2003

Cassileth BR, Lusk EJ, Guerry D, Blake AD, Walsh WP, Kascius L, Schultz DJ: Survival and quality of life among patients receiving unproven as compared with conventional cancer therapy. N Engl J Med. 25;324(17):1180-5, 4/1991

CCTV News: Eating raw meat – a norm in Ethiopia. https://youtu.be/jbAQtbc2OiU 2013

Chernomorsky SA, Segelman AB : Biological activities of chlorophyll derivatives. N J Med. 85(8):669-73, 1988

Clement B: Wunderlebensmittel. Hans-Nietsch-Verlag, 2012

Demeter: Demeter Verband, z.B. Hofgemeinschaft Marienhöhe Bad Saarow, 2017

Desbordes G, Gard T, Hoge EA et al: Moving Beyond Mindfulness: Defining Equanimity as an Outcome Measure in Meditation and Contemplative Research. Mindfulness 6: 356-372, 2015

DeVogel J, Denize SML, Jonker TM, et al: Natural chlorophyll but not chlorophyllin prevents heme-induced cytotoxic and hyperproliferative effect in rat colon. J Nutr 135: 1995-00, 2005

Dey S, Sarkar R, Ghosh P et al: Effect of wheat grass juice in supportive care of terminally ill cancer patients— A tertiary cancer centre experience from India. Journal of Clinical Oncology, Vol 24, No 18S (June 20 Supplement) 8634, 2006

DGE: Essen und Trinken während der Krebstherapie, Infothek gibt Ernährungstipps für Krebskranke. DEG aktuell 2/2015

DGE: Deutsche Gesellschaft für Ernährung, Österreichische Gesellschaft für Ernährung, Schweizerische Gesellschaft für Ernährung. Referenzwerte für

Nährstoffzufuhr – praktische Loseblattsammlung. 2nd ed., Deutsche Gesellschaft für Ernährung; 2015

Dienst C: Ist Rohkost schwer verdaulich? Dtsch Med Wschr 62 (27): 1084-1086, 1936

Dittmar F: Diättherapie. In Hansen K. Therapeutische Technik für die ärztliche Praxis. Thieme, Stuttgart, 3. Aufl., S. 21-74, 1952

Douglass WC: The milk book. Second Opinion Publishing, Atlanta/Georgia, 5. Aufl., S. 276, 1994

Douwes FR et al.: Hat das Fasten in der Therapie von Tumorpatienten einen Sinn? Teil 2. Krebsgeschehen 6:141-149, 1984

Edman JS, Williams WH, Atkins RC: Nutritional therapies for ulcerative colitis: literature review, chart review study, and future research. Altern Ther Health Med 6 (1) : 55-63, 2000

Egan KM, Newcomb PA, Titus-Ernstoff L, Trentham-Dietz A, Baron JA, et al: The relation of breast size to breast cancer risk in postmenopausal women (United States). Cancer Causes Control. 10: 115–118, 1999

Ege MJ, Pfefferle PJ, et al: ω-3 fatty acids contribute to the asthma-protective effect of unprocessed cow's milk. The Journal of Allergy and Clinical Immunology, 2016

Eppinger H: Behandlung der Ulkuskrankheiten. Wien Klin Wschr 55 (38): 745-748, 1942

Eriksson N, Benton GM, Do CB, Kiefer AK, Mountain JL, et al: Genetic variants associated with breast size also influence breast cancer risk. BMC Med Genet. 13: 53, 2012

Esselstyn CB: Resolving the Coronary Artery Disease Epidemic through Plant-Based Nutrition. (Quelle 21), Preventive Cardiology, 171-177, 4/2001

Evers J: Ist die Multiple Sklerose durch diätische Maßnahmen zu beeinflussen? Dtsch Med Wschr 72 (35/36): 521, 1947

Evers J: Diättherapie der Multiplen Sklerose. Therapiewoche 2: 125-127, 1951/52b

Evers J: Beginnende Multiple Sklerose. Ärztl Praxis 14 (19): 1124, 1962b

Evers J: Gestaltwandel des Krankheitsgeschehens. Haug, Ulm, 1. Aufl., S. 117-135, 1964

Exner M. et al.: „Anforderungen an die Hygiene bei der medizinischen Versorgung von immunsupprimierten Patienten – Empfehlungen der Kommission für Krankenhaushygiene und Infektionsprävention beim Robert-Koch-Institut (RKI)“. Bundesgesundheitsblatt 2010,·Ausgabe 53 Seite 357 - 388, hier: S. 365; online publiziert am 20.03.2010

Fahey, Jed W, Katherine K, Stephenson, Albena T, Kostova D, Patricia A, Egner, Thomas W, Kensler and Talalay P: "Chlorophyll, chlorophyllin and related tetrapyrroles are significant inducers of mammalian phase 2 cytoprotective genes". Carcinogenesis (Oxford University Press) (7): 1247-1255, 2005/6

Farvid MS, Cho E, Chen WY et al. Dietary protein sources in early adulthood and breast cancer incidence: cohort study. BMJ 348: g3437, 2014

Farvid MS: et al : Dietary Fiber Intake in Young Adults and Breast Cancer Risk. Pediatrics, VOLUME 137 / ISSUE 3, 3/2016

Feinberg C: The Placebo Phenomenon – An ingenious researcher finds the real ingredients of "fake" medicine. Harvard Magazine, 2/2013

fhcrc: Researchers discover new mechanism behind resistance to cancer treatment that could lead to better therapies. Fred Hutchinson 2012

Fishbein M: Gerson's cancer treatment (Editorial). J Am Med Ass 132 (11) : S. 645-646, 1946

Food and Drug Administration: 10903 New Hampshire Avenue Silver Spring, MD 20993, Telephone: 1-888-463-6332 (toll free), 2017

Fox, N. et al.: „The neutropenic diet reviewed: moving toward a safe food handling approach“; aus: Oncology, Vol. 26, Ausgabe 6 (Juni), heruntergeladen von www.cancernetwork.com (CIII), 2012

Franck R: Moderne Ernährungstherapie für die Praxis des Arztes. Vogel, Berlin, 3. Aufl., S. 212, 1938

Franke K: Ernährungsbehandlung der Magen-, Darm- und Lebererkrankungen. In: Haferkamp H: Natürliche Ernährung des gesunden und kranken Menschen. Medizinisch-Literarischer Verlag Dr. Blume & Co., Hamburg, S. 73-78, 1958

Gaisbauer M, Langosch A: Raw food and immunity. Fortschr Med, 10;108 (17) : 33840, 1990

Galandi D, Allgier HP: Diättherapie chronisch entzündlicher Darmerkrankungen: Resultate aus Meta-Analysen und randomisierten klinischen Studien. Schweiz Rundsch Med Prax 91 (47) : 2041-2049, 2002

Gałecka M et al: Faecalibacterium prausnitzii and Crohn's disease – is there any connection? Pol J Microbiol. 62(1):91-95, 2013

Ganser D: Dr. Daniele Ganser – Verschwörungstheorie-Bösewicht. Minute 4.00, https://youtu.be/8P6bHzmEkhg, 2016

Garden Tower: Grow 30 Plants in less then 2 Sq Ft with the Green Stalk. Video YouTube, 2015

Gardner A, et al.: „Randomized comparison of Cooked and Noncooked diets in patients undergoing remission induction therapy for acute myeloid leukemia“; aus: Journal of Clinical Oncology, Ausgabe 26 (CII), 2008

Gawler I: You can conquer cancer. Michelle Anderson, Melbourne, 2. Aufl. S. 251, 2001

Gerson C, Walter M: The Gerson Therapy. Kensington, New York, 1. Aufl. S. 424, 2001

Gerson C: The Gerson Therapie – Charlotte Gerson on Curing Cancer, College of Naturopathic Medicine. https://youtu.be/quuvi6Gvvmc, Minute 1.14.00, 2012

Gerson M: Die Entstehung und Begründung der Diätbehandlung der Tuberkulose. Med. Welt 3 (37): 1313-1317, 1929

Gerson M: Grundsätzliche Anleitungen zur „Gerson-Diät“. Münch Med Wschr 77 (23) : S. 967-971, 1930

Gerson M: Diätbehandlung bei Migräne und Lungentuberkulose. Wien Klin Wschr 45 (24): S. 744-748, 1932

Gerson M: Diättherapie der Lungentuberkulose. Deuticke, Wien, 1. Aufl., S. 619, 1934

Gerson M: A cancer therapy – results of fifty cases. Dura Books, New York 1954

Gerson M: Eine Krebs-Therapie. Berichte über 50 Fälle und die Heilung in fortgeschrittenem Stadium mit Diättherapie. Eine Zusammenfassung von 30 Jahren klinischer Erfahrung, 3. Aufl., Hyperion Verlag engl. 1954, 1993

Gerson M: The cure of advanced cancer by diet therapy: a summary of 30 years of clinical experimentation. Physiol Chem Physics 10 (5) : S. 449-467, 1978

Glade MJ: World Cancer Research Fund and American Institute for Cancer Research. Food, nutrition, physical activity, and the prevention of cancer: a global perspective. Washington DC: AICR; 2007

Gogos CA, Ginopoulos P, Salsa B et al. Dietary omega-3 polyunsaturated fatty acids plus vitamin E restore immunodeficiency and prolong survival for severely ill patients with generalized malignancy: a randomized control trial. Cancer 82: 395 – 402, 1998

Gonzalez CA, Riboli E. Diet and cancer prevention: where we are, where we are going. Nutr Cancer 56: 225 – 231, 2006

Goodstein ML, Richtsmeier WJ, Sauer LA: The effect of an acute fast on human head and neck carcinoma xenograft. Growth effects on an 'isolated tumor vascular pedicle' in the nude rat. Arch Otolaryngol Head Neck Surg 119:897-902, 1993

Grote LR, Brauchle A: Gespräche über Schulmedizin und Naturheilkunde. Reclam, Leipzig, 1941

Grunewald J: Novel Botanical ingredients for beverages. Clinics for Dermatology 27: 210-216, 2009

Gunter MJ, Hoover DR, Yu H et al: A prospective evaluation of insulin and insulinlike growth factor-I as risk factors for endometrial cancer. Cancer

Epidemiol Biomarkers Prev 17:921–929, 2008

Haught SJ: Cencured for curing cancer – the American experience of Dr. Max Gerson. The Gerson Institute, Bonita, 2. Aufl., S. 135, 1991

Heinzer K: Folgenden Bericht aus einer russischen Militärzeitschrift übersandte uns ein Wachtelfreund in freier Übersetzung, Wachteln-Info.de 2017

Helm O, Held-Feindt J, Grage-Griebenow E et al: Tumor-associated macrophages exhibit pro- and anti-inflammatory properties by which they impact on pancreatic tumorigenesis. Int J Cancer 135:843–861, 2014

Henß H, Erbach A: Krebsverband Baden-Würtenberg e.V., Patientenratgeber Komplementäre Verfahren, S. 22, 2009

Hildenbrand GL, Hildenbrand LC, Bradford K et al: Five-year survival Rates of melanoma patients treated by diet therapy after the manner of Gerson: a retrospective review. Altern Ther Health Med 1: 29-37, 1995

Hippocrates: Buch von den Krankheiten. In: Grimm JFK (Hrsg) Hippokrates Werke. Aus dem Griechischen übersetzt und mit Erläuterungen. In der Richterischen Buchhandlung, Altenburg, s. 422-633, 1785

Hoban AE: Regulation of prefrontal cortex myelination by the microbiota. Translat. Psychiatry, S. 774, 6/2016

Hoffmann JC, Preiß, B. Bokemeyer, H.-J. Buhr, A. Dignaß, W. Häuser, F. Hartmann, K.R. Herrlinger, B. Kaltz et al: Aktualisierte S3-Leitlinie „Diagnostik und Therapie des M. Crohn", erstellt unter Federführung der Deutschen Gesellschaft für Gastroenterologie, Verdauungs- und Stoffwechselkrankheiten (DGVS) unter Beteiligung von Deutsche Gesellschaft für Allgemein- und Viszeralchirurgie (DGAV), Deutsche Gesellschaft für Chirurgie (DGCh) Deutsche Gesellschaft für Innere Medizin (DGIM) Deutsche Gesellschaft für Koloproktologie (DGK), Deutsche Morbus Crohn/Colitis ulcerosa Vereinigung (DCCV), Gesellschaft für Pädiatrische Gastroenterologie und Ernährung (GPGE), Kompetenznetz chronisch entzündliche Darmerkrankungen, AWMF-Registriernummer: 021-004, AWMF, 1/2014

Hoffritz J: Der Schmerz kam sehr heftig. 3. März 2011 DIE ZEIT Nr. 10/2011

Holm E: Stoffwechsel und Ernährung bei Tumorkrankheiten – Analysen und Empfehlungen. Stuttgart, Thieme, 2007

Holmes MD, et al: Physical activity and survival after breast cancer diagnosis. JAMA, 293: S. 2479-2486, 2005

Howell E: Enzym Nutrition – The food enzyme concept. Avery, Wayne/New Jersey, 1985

Hübner J, Marienfeld S, Abbenhardt C et al. Wie sinnvoll sind „Krebs-Diäten“? Deutsche medizinische Wochenschrift, 137: 2417–2422, 2012

Hübner J: Komplementäre Onkologie: Supportive Maßnahmen und evidenzbasierte Empfehlungen. S. 12, 2012b

Hüther G: Wachse an Dir selbst! Prof. Dr. Gerald Hüther im Dialog mit I-Protest. https://youtu.be/9bneFU8RshE, 2014

Isanaka S, Guindo O, et al: Efficacy of a Low-Cost, Heat-Stable Oral Rotavirus Vaccine in Niger. Journal of Medicine, 2017

Istfan NW, Wan JM, Bistrian BB: Nutrition and tumor promotion, in vivo methods for measurement of cellular proliferation and protein metabolism. JPEN J Parenter Enteral Nutr 16:6 (Suppl): S. 76-82, 1992

JMNF: Afa-Alge unterstützt die kognitiven Funktionen und schützt vor Depression. JMNF 8/8/2012

Jordan H: Crop of Gold, http://www.sundayworld.com 2013

Kalaany NY, Sabatini DM: Tumours with PI3K activation are resistant to dietary restriction. Nature 458:725-731, 2009

Kamboj J K, Rana S V, Ola R P, Dhawan D K, Vahiphei K: Wheatgrass and antioxidant levels in carbon tetrachloride induced hepatotoxicity in rats. J. Clinical and Experimental Hepatology, 2011

Kamboj J K, et al: Role of wheatgrass in prevention of carbon tetrachloride induced hepatotoxicity in rats. J. Clinical and Experimental Hepatology, 2011

Kaptchuk TC, Miller TG, Ph.D: Placebo Effects in Medicine. N Engl J Med, 373:8-9, DOI: 10.1056/NEJMp1504023, 7/2015

Karadag A, Ozkan T, Altinok B, Aydos S, Sunguroglu A: Antiproliferative and apoptotic effects of wheatgrass (Triticum aestivum L.) extracts on chronic myeloid leukemia (CML) cell line. Planta Med. 73:897-899, 2007

Kaspar C: Die Simonton-Methode: Selbstheilungskräfte stärken, den Krebs überwinden. Taschenbuch, 2015

Kasper H: Die Behandlung von Magen- und Zwölffingerdarmgeschwüren mit einer vollwertigen ballaststoffreichen Diät. Med Ernährung 7: 32-35, 1966

Kasper H: Gibt es eine Krebsdiät? In: Deutsche Gesellschaft für Ernährung: Ernährung und Krebs. Wissenschaftliche Verlagsgesellschaft, Stuttgart, S. 136-138, 1983

Kohgut V: Complementary and alternative dietary therapies. Clin J Oncol Nurs 5 (6) : 283-286, 2001

Kohler G, Elvehjem C, Hart E : Growth stimulating properties of grass juice. Science. 445, 1936

Köhler R: Die Krebs- und Scheinkrebsarten des Menschen, Stuttgart, 1853

Kollath E: Vom Wesen des Lebendigen – Biografie des Ernährungswissenschaftlers, Forschers, Mediziners und Künstlers Werner Kollath (1892-1970). Natürlich und Gesund, Stuttgart, S. 142, 1989

Krebsinformationsdienst: Ernährung bei Krebs, Essen nach Vorschrift: Lässt sich Krebs durch eine Diät beeinflussen? Warum Fachleute „Krebsdiäten" kritisch beurteilen, 2014

Kronberger L: Persönliche Mitteilung an Semler, 7. September 2004

Kunstmann HK: Behandlung der Leukämie mit frischen Zellpresssäften. Hippokrates 9 (12) : S. 296-299, 1938

Kusano AS, Trichopoulos D, Terry KL, Chen WY, Willett WC, et al: A prospective study of breast size and premenopausal breast cancer incidence. Int J Cancer. 118: 2031–2034, 2006

Laconi E, Tessitore L, Milia G et al.: The enhancing effect of fasting/refeeding on the growth of nodules selectable by the resistant hepatocyte model in rat liver. Carcinogenesis 16:1865-1869, 1995

Landu AJ. Svenson B. Reduced cancer risk in vegetarians: an analysis of recent reports. Cancer Management and Research. 3:1-8. doi:10.2147/CMR.S6910, 2011

Le LT, Sabaté J. Beyond Meatless, the Health Effects of Vegan Diets: Findings from the Adventist Cohorts. Nutrients. 6(6):2131-2147. doi:10.3390/nu6062131, 2014

Lechner P: Die Gerson-Therapie in der Behandlung von Geschwulst-erkrankungen. Zweite Chirurgische Abteilung des Landeskrankenhauses Graz, Graz, 1. Auf., S. 55, 1983

Lechner P, Kronberger L: Experiences with the use of diet therapy in surgical oncology. Aktuel Ernahrungsmed 2 (15): 72-8, 1990

Lechner P: Persönliche Mitteilung an Semler, 28. Dezember 2004

Lim J, Iyer A, Liu L et al: Diet-induced obesity, adipose inflammation, and metabolic dysfunction correlating with PAR2 expression are attenuated by PAR2 antagonism. FASEB J 27:4757–4767, 2013

Lundholm K, Gelin J, Hyltander A et al. Anti-inflammatory treatment may prolong survival in undernourished patients with metastatic solid tumors. Cancer Res 54: 5602 – 5606, 1994

Lungenärzte: Häufigkeit Asthma bronchiale. https://www.lungenaerzte-im-netz.de, 2015

Lutz W: Leben ohne Brot. Die wissenschaftliche Grundlage der kohlen-hydratarmen Ernährung. 1967

Malten H: Zusätzliche Behandlung der Geschwulstkrankheiten. Hippocrates 22 (4), S. 105-106, 1951

Manju V, Balasubramaniyan V, Nalini N: Rat colonic lipid peroxidation and antioxidant status the effects of dietary luteolin on 1, 2-dimethylhydrazine challenge. Cell Mol Biol Lett.10: 535-551, 2005

Marwaha RK, Bansal D, Kaur S, Trehan A: Wheat grass juice reduces transfusion requirement in patients with thalassemia major: a pilot study. Indian Pediatrics l 41: 716-720, 2004

Meares A: Regression of osteogenic sarcoma metastases associated with intensive meditation. Med J Austr 65, (9): 433, 1978

Meditation: Transzendentale Meditation: Einfach mehr Leben 1. https://m.youtube.com/watch?v=80U2ZRrvJv0, 2009

Meyerhardt JA, et al: Impact of physical activity on cancer recurrence and survival in patients with stage III colon cancer: findings from CALGB 89803, J Clin Oncol 2006

Mokdad AH, Marks JS, Stroup DF et al: Actual causes of death in the United States. 2000, JAMA 291:1238–1245, 2004

Molassiotis A, Peat P: Surviving against all odds: analysis of 6 case studies of patients with cancer who followed the Gerson therapy. Integr Cancer Ther 6 (1): 80-8, 2007

Möller ML: Gesundheit ist essbar. Ritterhude, Waldthausen-Verlag, 1991

Moody K, et al.: „Feasibility and safety of a pilot randomized trial of infection rate: Neutropenic diet versus standard food safety guidelines"; aus: Journal of Pediatric Hematology/Oncology, Nummer 3, Seite 126 - 133 (CI), 3/2006

MoPo: Älteste Frau der Welt – Alles Gute zum 117. Geburtstag. Emma Morano, Hamburger Morgenpost, 28.11. 2016

Morét B: Ulkusdiät als vollwertige Kost. Ern Umschau 14 (1): 14, 1967

Mukherjee S: Der König aller Krankheiten: Krebs – eine Biografie. Köln, 2012

Mukhopadhyay S, Mukhopadhyay A, Gupta P, Kar M, Ghosh A, et al: The role of iron chelation activity of wheat grass juice in blood transfusion requirement of intermediate thalassemia. Am. Soc. Hematol. Ann, 2007

Mukhopadhyay S, et al: The role of iron chelation activity of wheat grass juice in patients with myelodysplastic syndrome. 2009. J. Clin. Oncology 7012, 2009

Müller C: Krebsdiäten sind kontraproduktiv, Pharmazeutische Zeitung 9/2016

Mutter J: Dr. Joachim Mutter, Umweltmedizin, Elektrosmog, Akasha, Congress, Back2Health, Minute 6-10, https://youtu.be/32DTKsPS1aI, 2016

Nelson SP, et al: Treatment-induced damage to the tumor microenvironment promotes prostate cancer therapy resistance through WNT16B. Nature Medicine, 2012

Nenonen T, et al: Uncooked, Lactobacilli-Rich, Vegan Food And Rheumatoid Arthritis. British Journal Of Rheumatology 37:274–281, 1998

NestléHealthScience: Sondennahrung, Produktkennzeichnung. https://www.nestlehealthscience.de, 2017

Nissen N: Hat der Mensch einen Ernährungsinstinkt? Fachhochschule Hamburg, Betr. Prof. Dr. Hamm, https://archive.org/stream/Nissen.1993.Hat.der.Mensch.einen.Ernaehrungsinstinkt/1993%20Nissen%20%20Hat%20der%20Mensch%20einen%20Ernährungsinstinkt_OCR#page/n0/mode/1up, 1993

Nonne M, Müller HR, et al.: Zur Evers-Diät. Med. Welt 20 (3): 98-101, 1951

Noorden von C: Betrachtung über entzündungswidrige Kost. Klin Wschr 13 (14) : 507-511, 1934

Noorjahan Banu Alitheen, Chuah Li Oon, Yeap Swee Keong, Tan Kee Chuan, Ho Ket Li And Ho Wan Yong: Effects Of Commercial Wheatgrass And Fiber Towards Human Acute Promyelocytic Leukemia Cells (Hl60). Pak. J. Pharm. Sci. 24(3): 243- 250, 2011

Odysso: Was essen wir eigentlich? SWR, https://youtu.be/7KyPKAHTkpk, 2016

Oelsner W: Die Macht der Pharma-Industrie. Arte Dokumentation, Taglicht Media/ARD, https://youtu.be/QfwmWN7r3cE, 2015

ORF: Treffpunkt Medizin, Fasten und Heilen, Altes Wissen und neue Forschung. https://youtu.be/epMRBGKtllY, 2015

Osterblad M, et al.: „Antimicrobial susceptibility of Enterobacteriaceae isolated from vegetables“ aus: Journal of Antimicrobial Chemotherapy, Ausgabe 43, Seite 503 - 509, 1999

Pette M: Max Nonne. Dtsch Med Wschr 85(1): 38-40, 1960

Plohberger R: Diät im Rahmen der Ganzheitsmedizin bei degenerativen Krankheiten. Ganzheitsmedizin 3 (3/4) : 31-37, 1990a

Plohberger R: Wie soll sich der Krebspatient ernähren? In: Dostal V, Bayer W, Schleicher P, Schmidt KH: Immunmonitoring und additive Immuntherapie. Hippocrates, Stuttgart, 1. Aufl., S. 133-138, 1990b

Pneumo-Fokus: Allergien und Asthma – Warum Rohmilch schützt. 70 (02), S. 79, 2016

Popp MB, Wagner SC, Brito OJ. Host and tumor responses to increasing levels of intravenous nutritional support. Surgery 94: 300-8, 1983

Pierce JP, Natarajan L, Caan BJ et al: Influence of a diet very high in vegetables, fruit and fiber and low in fat on prognosis following treatment for breast cancer: the Women's Healthy Eating and Living (WHEL) randomized trial. JAMA 298: 289 – 298, 2007

Pollmer U: Folsäure-Studien: Vitamin B hilft immer? Video, EU.L.E.e.V., 2017

Popkin BM: Understanding global nutrition dynamics as a step towards controlling cancer incidence. Nature Rev Cancer. 7:61–67, 2007

Pottenger FM, Simonsen DG: Heat labile factors necessary for the proper growth and development of Cats. J Lab Clin Med 25 (6) : 238-240, 1939

Pottenger FM: The effect of heat-processed foods and metabolized vitamin D milk on the dentofacial structures of experimental animals. Am J Orthodont Oral Surg 32 (8) : 467-485, 1946

Pottenger FM, Jr., M.D.: „Pottenger's Cats – A Study In Nutrition“ (Englisch), Price-Pottenger Nutrition Foundation, CA, USA, 1995

Price WA, D.D.S: Nutrition and Physical Degeneration. Los Angeles American Academy of Nutrition, 1939, Price-Pottenger Nutration Foundation, https://healthwyze.org/archive/nutrition_and_physical_degeneration_doctor_weston_a_price.pdf, 17. Aufl. 2006

Prinz M: Darmbakterien sorgen für gesundes Gehirn. Uni Freiburg, 1/6/2015

Psiram: Evers-Diät, 2014

Psiram: Joachim Mutter, 2015

Psiram: Weizengrassaft, 2017a

Psiram: Hochschulen mit pseudowissenschaftlichen Lehr- und Forschungsinhalten. 2017b

Pues M: Krebsdiäten: Keine Wunder zu erwarten. PTA-Forum 2014

Quarks & Co: Grippeschutz, Grippe – wie wir uns schützen können. https://youtu.be/ODPjhEUEPHc, Minute 5.20, 2017

Rakel DP, Rindfleisch A: Inflammation: nutritional, botanical, and mind-body influences. South Med J 98 (3) : 303-310, 2005

Reed A, James N, Sikora K: Mexico: Juices, coffee enemas, and cancer. Landet 336: 667-678, 1990

Renehan AG, et al: Incident cancer burden attributable to excess body mass index in 30 European countries. Int J Cancer 126:692–702, 2010

RKI: Robert Koch-Institut, GEDA 2012: Faktenblatt Asthma bronchiale – Ergebnisse der Studie „Gesundheit in Deutschland aktuell 2012“, 2014

RKI: Robert Koch-Institut, http://www.krebsdaten.de 2017

Rock CL, Flatt SW, Natarajan L et al. Plasma carotenoids and recurrence-free survival in women with a history of breast cancer. J Clin Oncol 2005; 23: 6631 – 6638

Rohark S: Die Rohkostrevolution. Ostrau, 6. Aufl., 2014

Rollinger M: Milch besser nicht – Ein kritisches Lesebuch. 2013

Roloff EK: Held im Zwielicht. Robert Koch – der berühmte Mediziner, vor 100 Jahren mit dem Nobelpreis geehrt, hat große Verdienste. Weniger bekannt sind seine verhängnisvollen Fehler und Irrtümer. In: Rheinischer Merkur (Bonn), Nr. 49 S. 35, vom 8. Dezember 2005

Roos A: Kulturzerfall und Zahnverderbnis: Eine neue Feldforschung im Hochtal Goms von 1955 - 1958 als Vergleichsstudie zum Kariesstatus der Gomser Kinder von 1930 unter Berücksichtigung der innert 25 Jahren (1930 - 1955) erfolgten wirtschaftlichen Umwälzung auf dem Gebiete der heutigen Ernährungsweise, 1962

Rüber G: Zur Evers-Diät bei Multipler Sklerose. Heilkunde 66 (3): 93-95, 1953

Rüber G: Zum Wert der Evers-Diät bei der Encephalomyelitis disseminata. Münch Med Wschr 96 (11) : 287-288, 1954

Sachers J: Galt man im Mittelalter mit 40 Jahren als alt? block.histofakt.de 2015

Salomon H: Die entzündungswidrige Kost. Schweiz Med Wschr 77 (42) : 1106-1109, 1947

Saxena A, Chumanevich A, Fletcher E, Adiponectin deficiency: role in chronic inflammation induced colon cancer. Biochim Biophys Acta 1822: 527–536, 2012

Schimmel K: Erfahrungen mit Magen-Darm-Diätetik. Phys Med Reh 14 (10): 310-315, 1973

Schlatterer C: Kohlenhydratarme Ernährung als Therapie. Neue Züricher Zeitung, 13/2/2008

Schlörmann W, Lamberty J, Lorkowski S, Ludwig D, Mothes H, Saupe C, and Glei M. Chemopreventive potential of in vitro fermented nuts in LT97 colon adenoma and primary epithelial colon cells. Mol Carcinog. 9999:1–11. doi:10.1002/mc.22606, 2016

Schuijs MJ, Willart MA, et al: Farm dust and endotoxin protect against allergy through A20 induction in lung epithelial cells. Sciencemag.org, 2015

Schumacher B: Darmbakterien als Initialzünder? Ärzte Zeitung online, 19/9/2014

Schuppien W: Die Evers-Diät. Hippocrates, Stuttgart, 1. Aufl., S. 144, 1955

Shelton HM: Fasten kann Ihr Leben retten, Fasting can save your life. Waldthausen Verl. 4. Aufl., 1996

Shelton HM: Fasting can save your life. American Natural Hygiene Society, Tampa/Florida, 6. Aufl., 1996b

Seignalet J: La maladie de Crohn est souvent curable par un régime alimentaire bien choisi. Aesculape 13 (1): 11-14, 1998

Semler E: Dissertation, Rohkost – historische, therapeutische und theoretische Aspekte einer alternativen Ernährungsform. Institut für Ernährungswissenschaft, Gießen, 2006

Senn HJ, Jungi WF: Krebskur – total. Schweizer Ärztezeitg 60 (34) : 1678-1680, 1979

Sethi J, Yadav M, Dahiya K, Sood S, Singh V, Bhattacharya SB: Antioxidant effect of Triticum aestivium (wheat grass) in high-fat diet-induced oxidative stress in rabbits. Methods Find Exp Clin Pharmacol. 32(4):233-235, 2010

Shim HS, Wei M, Brandhorst S et al. Starvation Promotes REV1 SUMOylation and p53-Dependent Sensitization of Melanoma and Breast Cancer Cells. Cancer Res, 75: 1056 – 1067, 2015

Simonton OC: Wieder gesund werden: Eine Anleitung zur Aktivierung der Selbstheilungskräfte für Krebspatienten und ihre Angehörigen – Übungen zur Entspannung und Visualisierung nach der Simonton-Methode (mit CD), 2001

Singh K, Pannu MS, Singh P, Singh J: Effect of wheat grass tablets on the frequency of blood transfusions in Thalassemia Major. Indian J Pediatr Jan 77(1):90-101, 2010

Souba WW, Copeland EM. Hyperalimentation in cancer. Cancer 39: 105-14, 1989

Steffanson V: Cancer: disease of civilization?: An anthropological and historical study, 1960

Strauß H, Marinacci B: Dr. Max Gerson – Healing the hopeless. Quarry Press, Kingston, 1. Aufl., S. 411, 2002

Szeimies RM et al: Tumoren der Haut – Grundlagen, Diagnostik und Therapie in der dermatologischen Onkologie. Thieme 2009

Thomson CA, Rock CL, Thompson PA et al. Vegetable intake is associated with reduced breast cancer recurrence in tamoxifen users: a secondary analysis from the Women's Healthy Eating and Living Study. Breast Cancer Res Treat 125: 519 – 527, 2011

Tiegel W: Naturheilanwendungen zu Hause. Helfer-Verlag Schwabe 1957

Tolle E: Jetzt! Die Kraft der Gegenwart. Kamphausen Verlag, 2010

Tomblyn M, et al.: CDC – „Guidelines for preventing infectious complications among hematopoietic cell transplantation (= HCT) recipients: a global perspective (CDC = Centers for disease control and prevention)" aus: Biology of Blood and Marrow Transplantation, Volume 15, Ausgabe 10, Seite 1143 - 1238, 2009

Torosian MH, Tsou KC, Daly JM, Mullen JL, Stein TP, Miller EE, et al. Alteration of tumor cell kinetics by pulse total parenteral nutrition. Cancer 53: 1409-15, 1984

Trifilio S, et al.: „Questioning the role of a neutropenic diet following hematopoetic stem cell transplantation" aus: Biology of Blood and Marrow Transplantation 18, S. 1385 - 1390 (CII), 2012

Uhrig M: Ernährung von Patienten mit geschwächtem Immunsystem. Onkopedia, 2014

Ungefroren H, et al: Adipositas und Krebs. Internist 2015

van Dalen, E.C. et al.: „Low bacterial diet versus control diet to prevent infection in cancer patients treated with chemotherapy causing episodes of neutropenia (review)"; aus: Cochrane Database of Systematic Reviews Issue 9 (April), S. 1 - 33, 2012

Virapen J: Korruption in der Pharmaindustrie. https://youtu.be/60iJdQ3qOaA, 2014

Virapen J: Nebenwirkung Tod. Humble Verlag, 7. Aufl. 2015

von Tiel et al.: „Normal hospital and low-bacterial diet in patients with cytopenia after intensive chemotherapy for hematological malignancy: a study of safety"; aus: Annals of Oncology, Ausgabe 18, Seite 1080 - 1084 (CII), 2007

Wade TD, Zhu G, Martin NG: Body mass index and breast size in women: same or different genes? Twin Res Hum Genet. 13: 450–454, 2010

Walter C: Patient im Visier: Die neue Strategie der Pharmakonzerne. suhrkamp medizinHuman, 2011

Wang X, Ouyang Y, Liu J et al. Fruit and vegetable consumption and mortality from all causes, cardiovascular disease, and cancer: systematic review and dose-response meta-analysis of prospective cohort studies. BMJ 349: g4490, 201

Ward PS: History of the Gerson Therapie. Healing Journal (Gerson Institute) 8 (1/2): 30-38, 1988/89

WCRF/AICR: food, nutrition and the prevention of cancer research fund/am.institute for cancer research. 1997

WDR: Quarks & Co - Morbus Crohn. https://youtu.be/vh3D3BuRquA, 2017

Werkmeister H: Zusatzmaßnahmen bei konventioneller Strahlentherapie Tumorkranker. Krebsgeschehen 4 (2) : 32-37, 1972

Wheat J, Currie J: Herbal medicine for cancer patients: An evidence based review. The Internet Journal of Alternative Medicine 5: 28-30, 2008

Wigmore A: "Be your own doctor". Avery, New Jersey, 1982

Williams PT, Satariano WA: Relationships of age and weekly running distance to BMI and circumferences in 41,582 physically active women. Obes Res. 13: 1370–1380, 2005

Williams PT: Breast Cancer Mortality vs. Exercise and Breast Size in Runners and Walkers. PLoS ONE 8(12): e80616. doi:10.1371/journal.pone.0080616, 2013

Wullstein O: Ergebnisse der Diätbehandlung nach Evers bei Multiple Sklerose. Med. Klin 46 (31): 843-845, 1951

Zabel W: Ganzheitsbehandlung der Geschwulsterkrankungen. Hippocrates 25 (23) : 730 - 736, (24) : 766 - 773, 1954

Zabel W: Die interne Krebstherapie und die Ernährung des Krebskranken. Bircher-Benner, Bad Homburg, 1968

ZDF: Ein Pharma-Insider packt aus. https://youtu.be/KB03B5oPVdM, 2013

Zelina, Iknur SM, Ismat O, Yetkin Y, Ibrum GO: The Investigation of the Antioxidative, Properties organoselenium Compound in Some Rat Tissues. Experi Bio and Med. 233: 575-579, 2008

Sachworthinweise

Lachen ist gesund für Körper und Seele!
Daher unser Buchtipp:

„Aurelias Märchenbuch"

Sechs Märchen der Gebrüder Grimm,
wie Max und Moritz gereimt.

Der Wolf und die sieben Geißlein

Das tapfere Schneiderlein

Der Gestiefelte Kater

Hänsel und Gretel

Der Froschkönig

Rotkäppchen

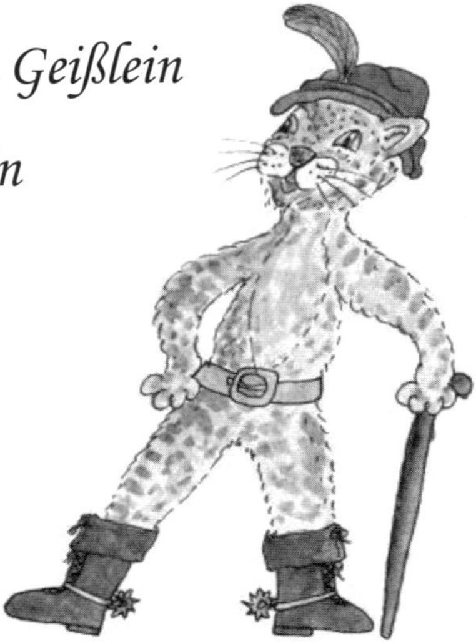

Für das Wohl von Geist und Seele
ist es gut, wenn man empfehle
eine nützliche Lektüre
die zum Wohlbefinden führe.

Wer gern Märchen lesen mag
findet hier beim Hein-Verlag
dieses Büchlein präsentiert,
frisch gereimt und neu skizziert.

Für die Jungen und die Alten
sind sechs Märchen drin enthalten,
gut gereimt, nicht husch, husch, husch,
wirklich wie von Wilhelm Busch.

Somit kann man schnell genesen.
Also dann: Viel Spass beim Lesen!

ISBN 978-3-944828-08-4

HEIN-VERLAG